AF305976

RECHERCHES

EXPÉRIMENTALES ET COMPARATIVES

SUR

LES EFFETS DE L'INOCULATION

DE LA MORVE ET DU FARCIN.

PARIS, IMPRIMERIE DE DECOURCHANT.
Rue d'Erfurth, n° 1.

RECHERCHES

EXPÉRIMENTALES ET COMPARATIVES

SUR

LES EFFETS DE L'INOCULATION,

AU CHEVAL ET A L'ANE,

DU PUS ET DU MUCUS MORVEUX, ET D'HUMEURS MORBIDES
D'AUTRE NATURE ;

Par U. LEBLANC,

MÉDECIN-VÉTÉRINAIRE, MEMBRE DE LA SOCIÉTÉ MÉDICALE D'ÉMULATION DE PARIS
ET DE LA SOCIÉTÉ MÉDICALE VÉTÉRINAIRE DE LONDRES.

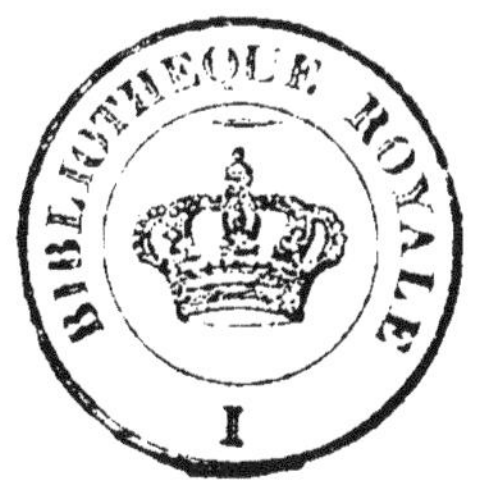

A PARIS,

CHEZ J.-B. BAILLIÈRE,

LIBRAIRE DE L'ACADÉMIE ROYALE DE MÉDECINE,
RUE DE L'ÉCOLE DE MÉDECINE, 17.

1839

Dans un premier travail sur la morve et le farcin (1),
après avoir étudié successivement les lésions et les symptômes qui caractérisent les diverses espèces de ces affections, j'ai cherché à remettre en lumière une vérité in-
contestable, quoique méconnue par plusieurs vétérinaires
français, savoir, la funeste propriété qu'ont la morve et le
farcin de se transmettre du cheval au cheval par contagion. J'ai rappelé que ces affections pouvaient aussi se
transmettre du cheval à l'homme.

Je viens aujourd'hui démontrer, par des expériences
comparatives, que les liquides morveux et farcineux, provenant du cheval ou de l'homme, peuvent produire la
morve ou le farcin.

Sachant que plusieurs vétérinaires cherchent à expliquer la production de la morve produite par l'inoculation
de liquides morveux, en disant que ce n'était pas parce
que l'on avait inoculé un liquide *virulent,* mais bien parce
que l'on avait introduit une matière *purulente* dans l'éco-
nomie, que la morve se développait; pour apprécier cette
objection, j'ai inoculé comparativement des humeurs
morbides, non morveuses, de diverse nature, prises sur
l'homme ou sur le cheval.

Dans un premier chapitre, je rapporte les expériences

---

(1) *Des diverses espèces de morves et de farcin considérées comme
des formes variées d'une même affection générale contagieuse.* 1839.

d'inoculation de liquides morveux et farcineux pris sur le cheval et sur l'homme ; dans le second, celles d'inoculation de liquides morbides, de diverse nature, pris aussi sur le cheval et sur l'homme.

Je rappellerai très-succinctement quelques expériences analogues faites par d'autres vétérinaires.

Le 24 mars 1839.

RECHERCHES

EXPÉRIMENTALES ET COMPARATIVES

SUR

LES EFFETS DE L'INOCULATION,

AU CHEVAL ET A L'ANE,

DU PUS ET DU MUCUS MORVEUX, ET D'HUMEURS MORBIDES
D'AUTRE NATURE.

CHAPITRE PREMIER.

INOCULATION DE LIQUIDES MORVEUX ET FARCINEUX PROVENANT DU
CHEVAL AU CHEVAL, ET DE L'HOMME MORVEUX AU CHEVAL OU A
L'ANE.

**§ I.— Inoculation au cheval ou à l'âne de matières morveuses
provenant du cheval.**

Plusieurs expérimentateurs ont déjà pratiqué l'inoculation
de la morve et du farcin dans le but d'éclairer la question de
la contagion. Les résultats de ces expériences tendent aux
mêmes conclusions que les miens (1).

---

(1) M. Delafond (*Traité de police sanitaire*, pages 595 et suivantes,
1838) a cru pouvoir avancer que ces faits n'avaient nulle valeur, d'abord
parce que les expérimentateurs avaient négligé de dire si les animaux sur
lesquels on avait pris le liquide inoculé étaient atteints de morve chronique ou de morve aiguë ; puis parce que les sujets inoculés n'étaient pas
propres à ce genre d'expériences. M. Delafond ajoute que les matières
inoculées provenaient probablement d'animaux affectés de morve aiguë,

PREMIÈRE EXPÉRIENCE.

Inoculation de morve et de farcin chronique d'un cheval à un cheval.

Le 4 décembre 1838, un cheval hongre, vieux, maigre, mangeant très-bien, le poil long et lisse, fut inoculé, à cinq heures du soir, avec du liquide mucoso-purulent près du naseau, et avec du liquide farcineux recueilli dans des boutons non encore ulcérés d'un cheval entier que le propriétaire déclara être morveux depuis six mois. Les lésions que je trouvai à l'autopsie de ce dernier cheval appartenaient bien à la morve et au farcin chroniques : membrane nasale épaissie, luisante, jaunâtre vers la partie moyenne surtout, couverte d'élevures blanches, allongées, aplaties, irrégulières, d'ulcérations irrégulières, à bords blancs un peu saillants ; cicatrices étendues et étoilées. Les cavités des cornets et des sinus gauches contenaient une substance purulente caséeuse ; les os des cornets et les parois des sinus épaissis ; les ganglions sous-linguaux et inguinaux tuberculeux, gros, blafards ; gra-

---

parce que les animaux inoculés avaient succombé à cette espèce de morve. Mais d'abord, deux de ces expérimentateurs, dont j'ai invoqué le témoignage, m'ont déclaré que les sujets qui avaient fourni les liquides étaient atteints de la morve *chronique*. En second lieu, la morve chronique inoculée peut produire la morve aiguë.

Quant à la condition dans laquelle se trouvaient les animaux inoculés, je remarquerai qu'un animal, quoique atteint d'une maladie étrangère à la morve, ou quoique chétif, maigre, vieux, peut cependant être le sujet de ces expériences, parce que l'on sait très-bien que tous les animaux qui sont dans ces conditions ne deviennent pas, pour cela, morveux en quelques jours. D'ailleurs, devenus sujets d'expériences, ces animaux sont mis à un bon régime, au repos, dans de bonnes écuries ; et certainement un bon nombre de ces animaux, bien soignés, reviendraient plutôt à un meilleur état de santé qu'ils ne deviendraient morveux et farcineux, sans la circonstance de l'inoculation.

Au reste, pour ce qui me regarde, j'ai cherché à prévenir ces objections en choisissant pour sujets d'expérience des ânons jeunes, vigoureux, en pleine santé ; mais alors on a objecté que ces animaux contractaient la morve beaucoup plus facilement que les chevaux, ce que je ne conteste pas.

nulations pulmonaires très-nombreuses; engorgement farcineux au membre postérieur droit; boutons de farcin, les uns
ulcérés, les autres ramollis; des cicatrices sur le trajet des
vaisseaux lymphatiques.

Le liquide morveux que j'ai inoculé était purulent, mélangé de mucus épaissi; le liquide farcineux était filant,
jaunâtre, mélangé de substance jaunâtre disposée en petits
grumeaux. Ces liquides avaient été recueillis sur l'animal vi-
vant, une heure avant l'inoculation. Ils avaient été conservés
dans des tubes fermés avec des bouchons de liége.

L'inoculation fut faite de la manière suivante :

1° Deux piqûres au bord droit de la lèvre supérieure, avec
une lancette chargée de pus recueilli dans un bouton de farcin non ulcéré ;

2° Deux autres piqûres avec le même liquide près du périnée
à droite ;

3° Deux piqûres au côté gauche de la lèvre supérieure avec
du liquide qui coulait de la narine gauche ;

4° Deux autres piqûres avec le même liquide près du périnée, à gauche ;

5° La narine droite fut enduite de pus farcineux pris dans
des boutons non ulcérés ;

6° La narine gauche le fut avec du liquide morveux.

Ces deux opérations furent faites avec un tampon d'étoupes
fixées à une petite branche de bouleau très-flexible. La muqueuse ne fut ni blessée, ni escoriée.

Le 6 décembre, une des piqûres du côté gauche de la lèvre
et une de celles du périnée du même côté sont entourées d'une
tuméfaction marquée (1).

Le 7, la piqûre de la lèvre et celle du périnée se sont élargies; le gonflement du pourtour est plus saillant et plus
étendu.

La muqueuse nasale, à droite, est violacée, luisante.

Le 8, la piqûre de la lèvre est plus large, celle du périnée
est aussi ulcérée.

---

(1) Les autres piqûres ne se sont pas ulcérées plus tard. Il ne sera donc
question dans le cours de cette observation que des deux piqûres que je
viens d'indiquer.

On aperçoit quelques taches blanches un peu allongées sur la muqueuse à droite, vers la partie moyenne de la largeur de la cloison.

Le 9, la muqueuse est très-luisante, couverte de beaucoup de mucus. Les taches blanches sont remplacées par des ulcérations superficielles, très-irrégulières, recouvertes d'une pellicule mince. Les ganglions sous-linguaux droits sont tuméfiés.

Le pourtour des piqûres est très-volumineux, surtout à la lèvre qui forme un gros bourrelet dur, brûlant, très-douloureux, offrant quelques inégalités à sa surface, près de la commissure des lèvres. Les piqûres ulcérées sont recouvertes de croûtes brunes. Les ganglions sous-linguaux gauches sont un peu plus gros que dans leur état ordinaire.

Le cheval a un peu de fièvre, le poil hérissé. Il boit beaucoup, mange moins bien.

Le 10, les ulcères de la muqueuse s'agrandissent en largeur et en profondeur ; ils sont blanchâtres sur leur bord et un peu rouges au fond. Pour juger cet état, on est obligé d'enlever une petite croûte mince qui les recouvre.

Les croûtes qui recouvrent les piqûres sont jaunâtres dans quelques points et brunes dans d'autres. Quand on les comprime, il suinte un liquide purulent vers leurs bords.

L'état général du cheval est à peu près le même. Le cheval marche cependant avec moins de facilité et se relève moins aisément.

Le 11, la nuance rougeâtre de la muqueuse disparaît. Les ulcères s'élargissent ; les croûtes qui les recouvrent sont plus épaisses.

Il coule par la narine droite du mucus épais, purulent.

Les ganglions sous-linguaux sont plus volumineux, douloureux.

Les croûtes des piqûres ulcérées sont tombées. Le fond des ulcères est granuleux, d'un rouge lie de vin ; les bords sont découpés irrégulièrement, comme rongés. La tuméfaction du pourtour a un peu diminué.

Le cheval a une soif inextinguible, mange un peu de son seulement. On est obligé de l'aider pour se relever.

Le 12, de nouvelles taches blanches très-multipliées apparaissent sur toute la partie visible de la muqueuse. Les anciennes ulcérations s'élargissent. Il coule beaucoup de mucus purulent par la narine droite ; il s'attache au naseau. L'air expiré a une mauvaise odeur. Le souffle nasal est plus fort.

Les ulcères des piqûres s'élargissent toujours. De petites élevures apparaissent autour de ces ulcères. Il y en a une à la commissure de la lèvre qui est grosse comme une noisette ; son sommet est luisant.

Le cheval boit moins, il mange un peu de foin, refuse l'avoine. Il se lève plus aisément. Il se couche moins souvent que les jours précédents.

Le 13, à peu près même état ; les ulcères de la muqueuse se multiplient.

Le 14, le cheval jette par la narine droite un liquide purulent opaque, en petite quantité, mais adhérant fortement aux poils du naseau, et par la narine gauche du mucus très-épais, opaque, filant. Des croûtes très-épaisses, brunes, recouvrent une large surface ulcérée ; ces ulcérations, d'abord peu étendues et isolées, se sont réunies.

L'air expiré a une odeur infecte.

Les ulcères des piqûres ont 1 pouce de diamètre à peu près ; leur fond est d'un gris sale ; ils sécrètent très-peu de matière purulente.

La lèvre supérieure, à gauche, est toujours tuméfiée, bosselée.

Les ganglions sous-linguaux sont moins gros et moins douloureux que les jours précédents.

L'état général du cheval est meilleur. Les mouvements sont plus vifs, plus faciles. Il mange un peu de foin, de l'avoine et du son.

M. Renaut a vu le cheval ce jour-là.

A sept heures du soir je pratiquai une saignée d'une demi-livre à peu près dans le seul but d'examiner le sang.

Le cheval n'avait mangé qu'un peu de paille depuis une heure après midi. Le pouls était dur et battait encore soixante fois par minute.

Température de l'écurie, 11° + 0 R.

Jet du sang net, grêle. Le sang vermeil à sa sortie de la veine.

Température du sang, 29° + 0.

Température de mon cabinet dans lequel l'hémotomètre a été placé immédiatement après la saignée, 12° + 0.

Dix minutes après la saignée, un caillot blanc de 0^m,075. Ce caillot est rosé, irrégulièrement séparé du caillot cruorique qui était d'une nuance très-foncée.

Après une heure et demie, le caillot blanc était encore tremblant.

Le 15, à sept heures du matin :

Température du cabinet, 10° + 0.

Très-peu de sérosité libre sur un côté du caillot blanc. Ce caillot était formé de deux couches distinctes ; l'une, supérieure, d'un blanc sale, livide ; l'autre un peu rosée, comme le caillot blanc du sang sain.

À sept heures du soir, vingt-quatre heures après la saignée :

Caillot blanc.	0^m,075
Caillot cruorique.	0^m,025
Sérosité libre.	0^m,025

Les caillots avaient encore un grand diamètre. Le caillot, considéré dans toute son étendue, était un peu rétréci vers la moitié de sa longueur. Il s'aplatit de la moitié de son diamètre quand il fut sorti de l'hémotomètre dont on le retire entier. Le caillot cruorique n'était par conséquent pas diffluent.

Le cheval était à peu près dans le même état que la veille.

M. Bouley vit le cheval.

Le 16, la tumeur arrondie de la commissure de la lèvre est ulcérée sur deux points.

L'air expiré est toujours fétide ; il a l'odeur de l'air expiré par les chevaux qui sont atteints de morve chronique très-avancée. Le souffle nasal est toujours bruyant à droite.

Le 17, à peu près même état.

Le 18, au-dessus et au-dessous de la large ulcération de la lèvre ont apparu d'autres ulcérations de formes diverses, et des petites tumeurs qui se ramollirent et s'ulcérèrent plus tard.

Les ulcères du périnée s'agrandissent aussi.

Le cheval reprend de la gaieté ; son poil est moins terne, plus couché.

Le 19, nouvelle amélioration dans l'état général.

L'animal mange beaucoup mieux.

Saignée expérimentale à sept heures du soir.

Jet peu volumineux, mais net.

Le sang est de nuance plus foncée qu'à la précédente saignée.

Température de l'écurie, 10° +0 R.

Température du sang prise dans le jet, 29° 1/2.

A l'aréomètre, 5°—0.

Température du cabinet, 11° + 0.

Le cruor s'est précipité dans l'espace de sept minutes.

$$
\begin{array}{ll}
\text{Caillot blanc.} \ldots \ldots & 0^{m},075 \\
\text{Caillot cruorique.} \ldots \ldots & 0^{m},025
\end{array}
$$

Le caillot blanc à peu près de même nature dans toute son étendue, très-pâle. Il était nettement séparé du caillot cruo-rique qui était d'une nuance très-foncée.

Le 20, à sept heures du soir, sérosité libre du sang tiré de la veille à la même heure, $0^{m},037$.

Les caillots sont un peu plus fermes et un peu moins gros que ceux de la précédente saignée.

Le 21, les parties visibles de la cloison nasale, du côté droit, sont recouvertes d'une croûte noire très-épaisse, adhé-rente.

L'air expiré toujours infect.

Il coule par les deux narines du liquide mucoso - purulent. Les ulcères sont plus étendus.

M. Barthélemy a vu le cheval.

Jusqu'au 28, rien de bien remarquable. L'état général du cheval est à peu près le même.

Le 28, nouvelle saignée à sept heures du soir.

Jet net, petit.

Température de l'écurie, 11° +0 R.
Température du sang, 29° +0.
Température du cabinet, 12° +0.

Le cruor ne se précipite qu'en vingt minutes. Il est nette-ment séparé du caillot blanc qui est un peu coloré.

$$
\begin{array}{ll}
\text{Caillot blanc.} \ldots \ldots & 0^{m},076 \\
\text{Caillot rouge.} \ldots \ldots & 0^{m},024 \\
\text{Sérosité libre après 24 h.} \ldots & 0^{m},028
\end{array}
$$

Le diamètre des caillots est toujours plus gros que celui du sang d'un animal sain.

Les ulcères de la peau ne s'élargissent plus.

A peu près même état jusqu'au moment de la mort.

Le 3 janvier 1839, le cheval mangeait bien, la plupart des symptômes généraux avaient disparu. Il était seulement un peu plus maigre que lorsque l'inoculation fut faite.

Des deux narines s'écoulait un liquide mucoso-purulent, plus abondant et plus épais du côté droit que du côté gauche, adhérant aux poils des naseaux. Les ganglions lymphatiques sous-linguaux étaient tuméfiés, circonscrits, peu mobiles ; ceux de droite plus volumineux que ceux de gauche. On apercevait sur la partie inférieure de la cloison nasale une croûte brune.

Les ulcérations des lèvres étaient moins profondes que les jours précédents ; elles étaient rouges, non couvertes de pus ni de croûtes, ce qui tenait sans doute à ce que l'animal s'était frotté contre les fourrages qu'il mangeait, car les ulcérations du périnée, qui n'avaient pu être atteintes par des corps étrangers, étaient blafardes, couvertes d'un liquide grisâtre, dont une partie était desséchée et attachée aux poils qui bordaient les plaies. Au-dessus de l'ulcération supérieure de la lèvre existait une tumeur peu saillante, dure, bosselée.

Le cheval fut tué par effusion de sang ; il fut ouvert immédiatement après la mort, en présence de M. Barthélemy aîné et de M. Bouley jeune.

Fosses nasales. Le tiers inférieur de la muqueuse de la cloison nasale du côté droit était en grande partie détruit. Dans plusieurs points le cartilage n'était recouvert que par du liquide purulent ; ailleurs c'était une sorte de détritus assez consistant, sans trace d'organisation, diversement coloré en blanc, en jaune et en brun. Les couches les plus superficielles étaient desséchées et formaient des croûtes. Les couches les plus profondes étaient filandreuses et adhéraient fortement au tissu fibreux sous-membraneux. Ce résultat de désorganisation était borné supérieurement par un bourrelet inégal, sinueux, formé par la muqueuse qui était ulcérée. Sur quelques points seulement des limites inférieures de la muqueuse nasale non détruite, on voyait des ulcérations étendues à bords rongés, qui n'intéressaient que les parties superficielles

de la membrane. Au-dessus, les sinus veineux étaient engorgés et contenaient des caillots sanguins, blancs ou rouges
foncés. La nuance de la muqueuse était d'un rose pâle ; elle
était jaunâtre vers la partie moyenne, dans la direction des
sinus veineux. Le cartilage de la cloison était ramolli dans plusieurs points, et notamment dans une étendue circulaire d'un
décimètre de diamètre. Autour de cette perforation presque
complète, le cartilage était jaunâtre. La portion de la membrane muqueuse du cornet inférieur qui correspondait à la
région détruite de la muqueuse de la cloison était ulcérée dans
une partie de son épaisseur ; le fond des ulcérations était granuleux, de nuance jaunâtre, pointillé çà et là de taches
rouges très-petites. Cet état était facile à constater quand le
liquide purulent, blanchâtre, qui recouvrait l'ulcération,
avait été enlevé. La partie ulcérée était d'autant moins profonde qu'elle était plus éloignée du centre de la région malade. Autour de l'ulcération principale existaient plusieurs
petites ulcérations très-irrégulières, à bords minces, rongés.
A la partie supérieure du même cornet, vers le bord antérieur, la muqueuse était couverte de petites élevures blanches, et de petites ulcérations à bords saillants, formés par des
parties non ramollies de la substance qui, à côté, formait les
élevures.

En général, la muqueuse des cornets, comme celle des
autres régions de la fosse nasale, était luisante et recouverte
à sa surface d'un liquide mucoso-purulent qui était plus
abondant dans les anfractuosités de la fosse nasale, dans les
cavités des cornets, que dans les autres régions où le liquide
n'éprouvait pas d'obstacle à son écoulement.

Dans la narine gauche, je n'ai vu de lésion qui mérite d'être
notée, qu'un décollement de la muqueuse de la cloison nasale
dans le point correspondant au ramollissement profond que
j'ai déjà indiqué plus haut. La membrane était séparée du
cartilage par une collection purulente qui l'isolait dans une
superficie d'un décimètre carré. Le pus était d'un blanc sale.

Les sinus n'ont pas paru malades. Le larynx et la trachée
étaient enduits de mucus très-épais, moins transparent que
dans l'état normal.

Dans presque toutes les régions des poumons on trouvait
des granulations de volume très-varié ; les plus grosses con-

tenaient un liquide épais, grisâtre ; les parois des kystes étaient
d'autant plus épaisses que les granulations étaient plus volumineuses.

Dans d'autres points, il y avait des collections de liquide
purulent d'un blanc sale, du volume d'une noix à un œuf de
poule. Elles étaient renfermées dans des cavités anfractueuses,
à parois épaisses, dont le tissu avait la plus grande analogie
avec celui qui formait les kystes des petites granulations. C'é-
tait du tissu cellulaire induré, et ne criant cependant pas sous
le bistouri quand on le divisait.

Dans d'autres régions encore, on rencontrait de petites
masses lobulaires, friables, formées de substance dite tuberculeuse, de nuance d'un gris jaunâtre, parfois ecchymosée ;
en général moins fermes à leur centre qu'à leur circonférence ; quelques-unes étaient même ramollies au centre, et
contenaient alors une substance demi-liquide, une sorte de
putrilage avec des stries sanguinolentes. Ces masses tuberculeuses étaient indiquées à la surface du poumon par des bosselures violacées.

Enfin, dans quelques points des bords des lobes pulmonaires, des portions de poumon peu étendues étaient consistantes, non crépitantes, d'un rouge violet, et étaient formées
de sérosité fortement sanguinolente, infiltrée dans le tissu du
poumon. Ces parties malades étaient séparées d'une manière
très-tranchée du reste du poumon.

Les parties les plus extrêmes, antérieure et postérieure,
du poumon étaient emphysémateuses.

Le cœur et le système circulatoire sanguin, en général, ne
paraissaient pas malades, à cela près de quelques veines du
scrotum, du fourreau et des poumons qui, sans trace de phlébites, contenaient des caillots blancs et rouges, comme on en
rencontre si souvent dans des animaux qui paraissent dans un
bon état de santé.

Le sang n'avait pas l'apparence d'être altéré. Les caillots
des cavités du cœur n'indiquaient rien de particulier ni
d'anormal.

Les principaux vaisseaux lymphatiques des parties tuméfiées qui avoisinaient les ulcérations à la peau de la lèvre et
des fesses contenaient du liquide très-épais ou coagulé, d'une
nuance jaune très-clair. Au milieu du tissu sous-cutané in-

filtré et dur, on trouvait de petites masses formées d'une substance ramollie, jaunâtre, disposées de haut en bas dans la direction des tumeurs que j'ai indiquées tout d'abord. Les capillaires sanguins de ce tissu étaient injectés.

Les ganglions lymphatiques sous-linguaux étaient volumineux, surtout ceux du côté droit ; leur substance était molle, blafarde, laissait suinter beaucoup de liquide d'un blanc grisâtre, épais, lorsqu'on la comprimait entre les doigts. Les ganglions inguinaux profonds, gauches, présentaient les mêmes lésions. Les ganglions bronchiques, de même.

Il est impossible de méconnaître dans ces lésions celles qui constituent la morve et le farcin chroniques. La membrane muqueuse de la cloison nasale portait aussi les traces de la morve dite gangréneuse, et mieux ecchymotique, dont les ravages s'étaient bornés à une petite surface de la membrane : nouvelle preuve de l'analogie et de la concomitance de plusieurs formes de morve sur le même individu.

Ce fait prouve combien est peu fondée l'opinion de ceux qui prétendent que les inoculations de morve et de farcin chroniques, quand elles sont suivies de quelques lésions, ne sont qu'éphémères et locales. En effet, la maladie a eu au moins vingt-quatre jours de durée. Ces lésions n'étaient-elles pas très-prononcées après ce laps de temps, et n'indiquaient-elles pas qu'elles n'allaient pas cesser au bout de quelques jours ? N'avaient-elles pas le caractère de celles qui durent plusieurs années ? En un mot, n'avaient-elles pas tous les caractères de la morve et du farcin chroniques ?

Ce fait prouve donc que la morve chronique peut se transmettre par inoculation, à moins qu'on n'aime mieux supposer que le sujet de l'expérience devait être atteint de morve et de farcin précisément au moment où l'inoculation a été pratiquée. J'ajoute que jamais je n'ai vu se développer de pareilles lésions morveuses et farcineuses quand j'ai inoculé des matières purulentes provenant, soit de l'homme, soit des animaux, quand ces animaux n'étaient ni morveux ni farcineux, lors même que les sujets d'expériences avaient des granulations dans les poumons, comme cela arrive le plus souvent chez les vieux chevaux qui servent aux expériences.

DEUXIÈME EXPÉRIENCE.

Inoculation de la morve chronique d'un cheval à un cheval.

Le 15 janvier 1839, un cheval hongre, noir, pas en très-mauvais état, le poil lisse, mangeant peu, sans aucune apparence de maladie, livré à l'équarrisseur parce qu'il était *usé*, fut inoculé avec du liquide purulent provenant de la narine d'un cheval entier, âgé de 8 ans, portant le n° 28, appartenant à l'entreprise des *Hirondelles*. Ce dernier cheval était entré à l'infirmerie comme suspect de morve, le 22 décembre 1838 ; le 23 janvier il fut livré à l'équarrisseur comme morveux. Il était atteint de morve chronique caractérisée par des ganglions tuméfiés et circonscrits, des ulcérations sur la membrane nasale, et une sécrétion mucoso-purulente de cette membrane.

L'inoculation fut faite par deux piqûres sur les deux côtés des bords de la lèvre supérieure.

Le tour des piqûres se tuméfia légèrement les premiers jours. L'état général du sujet paraissait normal.

Le 18 janvier, le cheval devint triste, le poil se hérissa ; perte d'appétit. Le tour des piqûres était très-tuméfié.

Cet état dura jusqu'au 22 ; et dans ce laps de temps une tumeur allongée, bosselée, apparut de chaque côté de la face, sur le trajet des vaisseaux glosso-faciaux, et embrassait les ganglions lymphatiques intermaxillaires qui se tuméfièrent considérablement, notamment du côté droit. Il coulait par la narine droite du mucus épaissi.

Après le 22 le cheval reprit sa gaieté et son appétit ordinaire.

Des boutons de farcin apparurent sur le trajet des tumeurs de la face ; ils s'abcédèrent successivement, et les ulcérations qui s'ensuivirent ne se cicatrisèrent pas, du moins jusqu'au 31 janvier, époque à laquelle on sacrifia l'animal.

A l'autopsie, je trouvai la membrane nasale tuméfiée, luisante, jaunâtre vers le milieu de la largeur à sa région supérieure. Les sinus veineux du côté droit étaient injectés.

Des lésions farcineuses existaient dans les régions superficielles qui correspondaient aux tumeurs de la face. Les ganglions lymphatiques intermaxillaires des deux côtés étaient

très-volumineux et blafards. Ceux du côté droit étaient farcis de
tubercules à divers états ; les uns étaient solides, non enkystés ;
d'autres étaient ramollis, et la substance dite tuberculeuse
était renfermée dans une cavité.

Dans quelques régions des lobes antérieurs des poumons
se trouvaient de petites masses d'un blanc sale, entourées de
tissu pulmonaire dense et d'un rouge foncé.

Cette expérience est très-remarquable en ce qu'elle prouve
jusqu'à la dernière évidence que le farcin peut être produit
par l'inoculation de la morve chronique. Elle prouve aussi
avec quelle rapidité peuvent se développer les lésions désignées sous la dénomination de farcin chronique.

TROISIÈME EXPÉRIENCE.

Inoculation du farcin chronique.

Le farcin chronique inoculé à deux chevaux n'avait produit ni le farcin, ni la morve après vingt et un jours d'inoculation. Je fis abattre ces chevaux, et je ne trouvai aucune lésion
morveuse ni farcineuse. Il ne faudrait pas inférer de ces deux
faits que le farcin ne peut pas s'inoculer, puisque d'autres
inoculations ont été suivies de résultats positifs. D'ailleurs,
l'inoculation de cette maladie peut avoir plus de vingt et un
jours de durée. En effet, on lit dans le *Procès-verbal de l'école
de Lyon,* mai 1811, page 16 : « Il résulte des expériences que
» nous avons faites : 1⁰ que le farcin inoculé à un cheval par
» simple application du pus farcineux sur la peau s'est montré
» au bout de trois mois, précisément dans les lieux où le virus
» avait été déposé ;
» 2° Que l'insertion de cette matière sur le même cheval,
» par trois piqûres de chaque côté de l'encolure, a fait naître
» le quarante - quatrième jour un farcin grave dont on ne
» triompha qu'au bout de plusieurs mois. »

Il faut rapprocher de ces expériences, d'autres expériences
que je vais rappeler.

QUATRIÈME EXPÉRIENCE.

On lit dans le *Traité de police sanitaire* de M. Delafond :
« M. Gérard (1), ex-vétérinaire de l'artillerie de la garde,

---

(1) *Recueil de médecine vétérinaire,* 1827.

» rapporte que quatre chevaux, deux atteints de farcin, furent
» placés dans une écurie avec quatre chevaux de réforme en
» bon état. Tous les jours et à diverses reprises, au moyen
» d'un pinceau, on introduisait de la matière du jetage dans les
» naseaux. Le trente-deuxième jour, trois de ces chevaux de-
» vinrent morveux, et le quatrième farcineux ; tous furent
» abattus, et on rencontra les lésions appartenant à la
» morve (1).

Je vais rapporter textuellement l'expérience intéressante de
M. Gérard, parce que M. Delafond a omis quelques circon-
stances qui me paraissent importantes :

« Six chevaux furent séquestrés dans une écurie éloignée de
» l'infirmerie d'environ 50 toises. Quatre avaient tous les symp-
» tômes qui caractérisent la morve au dernier degré, les deux
» autres étaient couverts de boutons farcineux et jetaient par
» les deux naseaux sans qu'il parût d'ulcères sur la membrane
» pituitaire. Aucun ne laissait d'espoir de guérison. Je fis co-
» habiter avec ces malades quatre chevaux de l'âge de 6 à 8
» ans, dont trois de race allemande et un de race normande ;
» l'un aveugle à la suite de la fluxion périodique, deux affectés
» d'anciennes claudications, et le quatrième hors de service à
» la suite d'un coup de feu qui avait déterminé l'ankylose du
» jarret. Deux militaires ne faisaient d'autre service que de
» les soigner. Robert (autre vétérinaire, collaborateur de
» M. Gérard) et moi nous introduisions, plusieurs fois par
» jour, au moyen d'un pinceau, du virus morveux, indiffé-
» remment sur la membrane pituitaire de chacun des quatre
» animaux mis en expérience. Le septième jour, l'aveugle se
» glanda légèrement ; les symptômes de morve parurent peu
» à peu, et si rapidement, que le douzième jour la matière était

---

(1) « Cette expérience serait *concluante*, dit M. Delafond (*Police sani-*
» *taire*), si M. Gérard eût bien spécifié que ces quatre chevaux morveux
» étaient bien atteints de la morve chronique ; mais comme il ne l'a point
» fait, ou peut douter de l'espèce de morve qu'il a communiquée. »
Pour faire cesser ce doute, je me suis empressé d'écrire à M. Gérard
pour savoir de quelle espèce de morve étaient atteints les quatre chevaux sur lesquels il avait pris la matière du jetage. M. Gérard m'a ré-
pondu : « Je pense m'être exprimé d'une manière assez claire dans mon
» opuscule sur l'identité de la morve et du farcin, pour n'avoir pas besoin
» de répéter que j'ai voulu parler de la morve chronique. »

» arrivée au degré où elle était dans les animaux qui avaient
» fourni la matière virulente.

» Deux autres chevaux devinrent morveux en beaucoup
» plus de temps; l'un des boiteux devint farcineux, sans se
» glander ni jeter. » Ils furent tous abattus le trente-deuxième
jour de l'expérience, et ils furent ouverts en présence de deux
vétérinaires civils, nommés d'office à cet effet. Ces chevaux
furent reconnus morveux et farcineux.

CINQUIÈME EXPÉRIENCE.

Dans un autre passage, M. Gérard dit : « En 1812, je plaçai
» près d'un cheval morveux une jument très-vigoureuse, qui
» avait une fracture de l'os de la couronne, mais était saine
» d'ailleurs…. Elle devint en même temps morveuse et farci-
» neuse, et fut tuée neuf jours après le commencement de
» cette cohabitation. »

SIXIÈME EXPÉRIENCE.

« Un cheval de réforme ayant été opéré infructueusement
» d'un mal de jarret, remplaça la jument. L'expérience fut
» positive. Peu de jours après, l'animal était farcineux. »

SEPTIÈME EXPÉRIENCE.

M. Gérard raconte encore que, dans les premiers jours de
mai 1827, M. Durand, vétérinaire en premier au régiment du
train d'artillerie de la garde, constata qu'un cheval morveux
ayant frotté la narine où existait le flux nasal contre la joue
d'un autre cheval, celui-ci eut une dizaine de boutons de farcin sur la région enduite de mucus morveux, quoique ce liquide eût été essuyé par un soldat qui pansait le cheval.

HUITIÈME EXPÉRIENCE.

Le *Recueil de médecine vétérinaire pratique*, cahier d'octobre 1838, en publiant le *compte rendu des travaux de l'école
de Lyon*, 1836-1837, rapporte un fait de transmission de farcin par inoculation : un petit cheval de bât, âgé de 6 ans, qui
paraissait assez bien portant quand il était en repos, mais qui

ne pouvait trotter sans éprouver de fortes palpitations et des
défaillances, fut inoculé par quatre piqûres sur chaque côté
des lombes avec du *pus louable obtenu de tumeurs abcédées et
pris à un cheval atteint de farcin depuis plus d'un mois.* « Vingt
» jours après cette inoculation, deux des piqûres déjà cicatri-
» sées se tuméfièrent ; les lèvres de ces petites plaies se rou-
» vrirent, devinrent rouges et douloureuses. La tumeur aug-
» menta de volume, et bientôt une petite quantité de matière
» puriforme suinta de la plaie. Quatre jours après, le même
» travail s'opéra sur deux autres piqûres ; vers le quarante-
» huitième jour, les quatre tumeurs avaient acquis le volume
» d'une noisette ; à partir de ces points, des cordons saillants
» se dessinaient sur la croupe, et de distance en distance on
» voyait des *bulles* analogues à celles du pemphygus qui s'ou-
» vrirent. Après cinq à six jours d'existence, l'éruption farci-
» neuse ne tarda pas à se répandre sur beaucoup d'autres par-
» ties du corps. Une traînée ayant paru dans le voisinage de la
» veine glosso-faciale gauche, les ganglions lymphatiques sous-
» maxillaires du même côté se gonflèrent; il y eut un peu
» d'écoulement par le naseau gauche, vers la fin du mois de
» juin. (L'inoculation avait eu lieu le 10 avril.) En juillet,
» l'écoulement de la pituitaire cessa, les ganglions se détumé-
» fièrent, les tumeurs de farcin, généralement abcédées, s'é-
» taient converties en ulcères. Il était peu de parties du corps,
» les membres exceptés, qui ne fussent devenues le siége de
» jetées successives du farcin au commencement du mois
» d'août ; mais les lombes, lieu de l'inoculation, ont toujours
» été l'endroit où il a eu le plus d'intensité. »

Le sujet conservait encore son appétit ; on a dû le suivre, et
on doit rendre compte du résultat définitif de l'inoculation.

Ce fait offre le plus grand intérêt ; il prouve : 1º que le farcin chronique peut se transmettre par inoculation ; 2º que le
farcin chronique inoculé peut produire le farcin aigu ; 3º que
le farcin aigu peut passer à l'état chronique ; 4º que le farcin
aigu a de l'analogie avec le farcin chronique ; 5º enfin, que ces
deux formes de farcin peuvent être simultanées (1).

____

(1) J'ai prouvé ailleurs l'identité de nature des diverses espèces de
morve et de farcin, identité reconnue par plusieurs vétérinaires et en

Je pourrais rappeler ici tous les faits de contagion acciden-
tels que j'ai rapportés au long dans mon premier travail sur la
morve; je pourrais aussi y ajouter tous ceux qui sont relatés
dans l'ouvrage de Gohier et de beaucoup d'autres auteurs;
mais je pense que ce serait superflu et que je puis conclure
d'après ce qui précède,

Que la morve et le farcin peuvent se transmettre du cheval
au cheval et à l'âne par inoculation et par contagion.

—

§ II. — Inoculation de liquides virulents morveux et farcineux de l'homme au cheval et à l'âne.

Jusqu'à ces derniers temps on ne connaissait de faits d'inoculation de farcin et de morve de l'homme aux solipèdes que
ceux publiés en Angleterre par MM. Coleman, Sewel et
Youatt. M. Rayer, le premier, en France, a renouvelé ce
genre d'expérience.

---

particulier par M. E. Héring, professeur de médecine vétérinaire à
Stuttgard, qui s'exprime ainsi dans une lettre adressée à M. Breschet et
qui m'a été communiquée par M. Rayer : « J'ai profité de ma position et
» répété presque chaque année des expériments sur des chevaux desti-
» nés à l'anatomie, et je me suis convaincu que la morve chronique est
» ordinairement contagieuse, quoique pas toutefois dans le haut degré
» qu'on le pensait anciennement... Je me suis de même bien convaincu,
» par plusieurs observations, que la morve chronique et aiguë sont essen-
» tiellement la même maladie ; car j'ai vu qu'un cheval affecté de morve
» chronique communiqua la maladie à trois autres chevaux de la même
» écurie, dont l'un mourut en dix-huit jours par une morve aiguë, pen-
» dant que chez les autres la maladie prit sa marche ordinaire (c'est-à-
» dire chronique). J'ai inoculé des ânes avec du pus provenant de chevaux
» d'un haras, suspects morveux (chronique), et ils périssaient en douze ou
» quatorze jours par morve aiguë. D'autres observations me portent à croire
» que cette maladie peut rester latente très-longtemps (plusieurs mois et
» plus). Au reste, je vous assure qu'il n'y aura pas en Allemagne un vété-
» rinaire d'expérience propre, qui nie la contagion de la morve (tant
» chronique qu'aiguë) pour les solipèdes, et autant que je connais la lit-
» térature anglaise, les vétérinaires les plus distingués de cette île profes-
» sent la même opinion. C'est donc une erreur bien grave et dispen-
» dieuse (nommément pour la caisse de l'armée) de rejeter les mesures
» précautionnelles contre une maladie dont la propriété contagieuse est
» hors de doute (14 mars 1839). »

2

MM. Coleman et Sewel rapportent qu'un âne inoculé avec la matière des ulcères d'un homme qui, lui-même, avait contracté la morve en s'inoculant accidentellement du liquide de la narine d'un cheval morveux, mourut de la morve.

Le fait de M. Youatt est tout à fait analogue ; seulement M. Youatt dit que l'homme qui a fourni le virus, pris sur des ulcères du corps, avait contracté la morve farcineuse en se coupant avec un instrument, à l'aide duquel il découpait un membre farcineux.

PREMIÈRE EXPÉRIENCE.

Morve et farcin produits sur une jument par l'inoculation de l'humeur des bulles et des pustules de Prost (1).

« La veille de la mort de Prost, M. Vigla recueillit, sur des verres de montre, une certaine quantité de l'humeur sanieuse provenant de la bulle gangréneuse située au-dessous de l'oreille et du pus d'une pustule de l'avant-bras, et d'un abcès du dos et de l'épaule. Une heure après environ, à trois heures trois quarts de l'après-midi, M. Leblanc inocula, en notre présence, et de la manière suivante, ces diverses humeurs à une jument fourbue des pieds de devant, et rendue par cela seul impropre au service, ne présentant aucun autre signe de maladie, mangeant bien, mais à jeun depuis trente-six heures, car elle devait être livrée à l'équarrisseur.

» 1° A la narine droite, il inocula l'humeur de la pustule par trois piqûres, dont deux dans l'intérieur de la narine et une au dehors ; les deux premières piqûres donnèrent lieu à un écoulement de sang, mais l'autre n'en fournit que très-peu ; 2° à l'œil droit on appliqua sur la conjonctive une petite quantité de l'humeur de la pustule ; 3° à la face interne et à la partie supérieure de la fesse droite on inocula le pus des abcès par trois piqûres ; 4° à la face interne et antérieure de l'aisselle du côté droit on inocula le pus des abcès par trois piqûres.

---

(1) Prost était un palefrenier qui avait succombé à une morve farcineuse après avoir communiqué avec une jument atteinte de la morve aiguë. (Rayer, *Mémoire sur la morve et le farcin*, p. 19.)

» Sur le côté gauche de l'animal on procéda à de semblables inoculations : 1° à la narine gauche on inocula l'humeur de la bulle gangréneuse par trois piqûres, dont l'une à l'intérieur de la narine ; ces piqûres donnèrent lieu, comme celles du côté opposé, à un léger écoulement de sang ; 2° à l'œil gauche on appliqua l'humeur de la bulle gangréneuse ; 3° à la face interne et antérieure de l'aisselle du côté gauche on inocula par trois piqûres l'humeur de la bulle gangréneuse ; 4° à la face interne et à la partie supérieure de la fesse gauche on inocula du pus par trois piqûres. Enfin, l'entrée des narines et la vulve furent imprégnées de pus.

» J'ai suivi les effets de ces diverses inoculations avec M. Leblanc, qui a bien voulu lui-même en tenir le journal jour par jour : je le reproduis ici.

» Le 13 et le 14, aucun changement appréciable dans l'état des parties inoculées.

» Le 15 au soir, à sept heures, léger gonflement circulaire et circonscrit autour des piqûres de la fesse droite ; au centre du gonflement, une dépression qui correspond à chaque piqûre ; tuméfaction douloureuse dans la région (l'ars gauche) où les piqûres avaient été pratiquées avec l'humeur de la bulle. Ce gonflement dur, non œdémateux, s'étendait un peu au-dessous des piqûres et point au-dessus. Le pourtour des piqûres des ailes du naseau gauche était un peu tuméfié ; il s'écoulait un peu de liquide séreux de la piqûre de l'aile interne ; il suintait aussi un peu de sérosité de la piqûre de l'aile interne du naseau droit ; mais le pourtour de la piqûre n'était pas tuméfié. Pouls normal ; quarante-huit pulsations par minute.

» Le 16, à sept heures du matin, point de changement bien sensible. Au soir, les symptômes d'inoculation sont un peu plus marqués.

» Le 17, à huit heures du matin, la tuméfaction des piqûres a augmenté, les tumeurs sont plus chaudes, plus dures, plus douloureuses. Sur les parties latérales de la lèvre supérieure, près des commissures et presque au bord de la lèvre, on observe deux cordons de la grosseur du pouce ; celui du côté gauche est un peu plus gros et plus long, il est aussi plus douloureux ; leur surface est un peu inégale. Les paupières de l'œil gauche sont fortement tuméfiées ; la conjonctive, qui était très-pâle avant l'inoculation (le cheval était aveugle par suite de l'atrophie des bulbes oculaires), s'est un peu colorée en rouge. L'air expiré par l'animal a une odeur désagréable : l'orifice des narines est sali par un liquide séreux. A cinq heures du soir, l'état du cheval est à peu près le même. La tumeur de l'ars gauche s'est étendue au-dessus des piqûres ; elle a la forme d'un cordon aplati ; elle s'est aussi prolongée inférieurement. Le pouls donne toujours quarante-huit pulsations. Le cheval mange bien ; la température de la peau est naturelle.

» Le 18, à sept heures du matin, les tumeurs nodulaires des piqûres de la fesse droite sont réunies par un cordon très-chaud, très-douloureux, qui dépasse inférieurement les piqûres et descend deux pouces plus bas. Il y a beaucoup de chassie au grand angle de l'œil gauche ; le cordon de la lèvre supérieure à gauche s'est prolongé en haut et en arrière dans la direction des vaisseaux glosso-faciaux Il s'écoule par les naseaux un liquide séreux plus coloré et plus abondant que celui que l'on observait la veille.

» En général, le pourtour des piqûres imprégnées de l'humeur de la bulle est plus tuméfié que celui des autres piqûres. Le soir, point de changement qui mérite d'être noté.

» Le 19 au matin, à sept heures, à peu près même état que la veille ; seulement les pourtours des naseaux sont plus tuméfiés, surtout du côté gauche. La respiration est un peu difficile.

» A cinq heures du soir, le bruit nasal est plus marqué ; toutes les régions tuméfiées sont très-douloureuses. Le cheval mange peu et avec difficulté.

» Le 20 au matin, exaspération de tous les symptômes : le cordon de la lèvre supérieure s'étend à gauche jusqu'aux ganglions de l'auge, qui sont un peu tuméfiés et douloureux. Toutes les tumeurs sont circonscrites et se terminent brusquement à la manière des tumeurs dites *farcineuses*.

» Le cheval ouvre difficilement les lèvres pour prendre les aliments. Le soir, à peu près même état.

» Le 21, les symptômes d'infection sont encore plus prononcés, et le travail local est surtout marqué aux points où l'inoculation a été faite avec l'humeur de la bulle gangréneuse.

» Les jours suivants, la maladie fit des progrès, et, le vingt et unième jour de l'inoculation, l'animal fut sacrifié, après avoir

présenté les symptômes de la morve pustuleuse et du farcin
aigu. Le lendemain, je mis sous les yeux de l'Académie une
série de pièces extraites du corps de cet animal, en présence
de notre honorable collègue M. Dupuy, de MM. Leblanc,
Bouley fils, Vigla et Desir, qui tous, excepté M. Bouley fils,
avaient été présents à l'inoculation. Sur ces pièces on voyait :

» 1' L'éruption pustuleuse de la morve aiguë dans les fosses
nasales, éruption moins forte que dans les cas de morve aiguë
pustuleuse spontanée que j'ai observés, mais dont la nature a
été reconnue par d'habiles vétérinaires présents à l'autopsie,
par mes collègues de l'hôpital de la Charité et plusieurs autres
médecins ;

» 2' De larges ulcérations à l'entrée des narines, dans les
points inoculés, et d'autres ulcérations plus petites sur plusieurs points de la cloison des fosses nasales ;

» 3' Sur les paupières des ulcérations consécutives à des pustules qui s'étaient développées dans l'épaisseur de la peau ;

» 4° De petits points hépatisés dans les poumons ;

» 5' Enfin, des cordons et des tumeurs contenant du pus, et
formés par les vaisseaux et les ganglions lymphatiques sous-
maxillaires et glosso-faciaux. frappés d'une inflammation
spécifique et morveuse, dont la nature s'était heureusement
décelée par l'éruption particulière et caractéristique des fosses
nasales. »

La morve et le farcin de cet animal pourraient être consi-
dérés comme *chroniques,* puisque déjà ils avaient une durée
de vingt-huit jours.

DEUXIÈME EXPÉRIENCE.

*Morve et farcin produits sur une jument par l'inoculation de la
sérosité purulente qui coulait de la narine droite de Dondelignère (1).*

La jument qui fut le sujet de cette inoculation était maigre,
âgée de 10 à 11 ans. Elle mangeait très-bien. Elle avait été

---

(1) L'histoire de ce malade a été lue à l'Académie par M. Husson
Bulletin de l'Académie royale de médecine, tom. III, n° 2-3. 1838). Cet

blessée à la partie postérieure du jarret gauche. La plaie était transversale, profonde, suppurait peu ; elle datait de quinze jours. Le pus n'avait pas d'odeur désagréable.

Cette jument avait été blessée en faisant une chute.

Elle avait été transportée dans une voiture suspendue, au pas, pendant un trajet de cinquante lieues.

Elle boitait à peine du membre blessé.

Le 9 octobre 1838, j'inoculai de la sérosité provenant de la narine droite de Dondelignère (1),

1° Par trois piqûres à la lèvre gauche de la vulve ;

2° Par trois autres piqûres à la lèvre supérieure de la bouche, du côté gauche.

J'inoculai du mucus nasal provenant de la même narine,

1° Par trois piqûres, une à la lèvre droite de la vulve, les deux autres à la fosse droite, près des lèvres de la vulve ;

2° Par trois autres piqûres de la lèvre supérieure du côté droit.

Le 10, le pourtour de toutes les piqûres était un peu tuméfié.

Le 11, la tuméfaction est encore un peu augmentée.

Le 12, la tuméfaction de deux piqûres de la lèvre gauche de la vulve a disparu presque complétement.

La tuméfaction de la troisième a encore augmenté, et s'est beaucoup étendue de haut en bas. La plaie est recouverte d'une croûte grisâtre.

Deux des piqûres de la lèvre supérieure (à gauche) de la bouche ne sont plus entourées de tuméfaction. Une seule est recouverte d'une croûte et reste entourée d'une tuméfaction qui n'est plus terminée nettement ; presque la totalité de la lèvre participe au gonflement.

La tuméfaction des trois piqûres de la vulve à droite et de la fesse droite persiste ; elle s'est étendue surtout vers les par-

---

homme était atteint d'une morve farcineuse aiguë qu'il avait contractée en donnant des soins, comme palefrenier, à un grand nombre de chevaux morveux et farcineux appartenant à l'entreprise des voitures dites *Dames blanches*.

(1) Les liquides avaient été recueillis par M. Nivet, le 8, à 2 heures après midi, et envoyés dans des tubes de verre fermés avec des bouchons de liége.

ties qui sont au-dessous des piqûres. Les trois piqûres sont recouvertes d'une croûte.

Une seule des trois piqûres de la lèvre supérieure à droite est recouverte d'une croûte ; la tuméfaction des autres piqûres a disparu, ou du moins elle n'est plus saillante ni isolée comme les jours précédents. La totalité de la lèvre est plus grosse que dans l'état normal.

Le 13, à peu près même état ; seulement la tuméfaction de la fesse droite s'est étendue en bas, en dedans et en dehors.

Le 14, cette dernière tuméfaction s'est encore étendue ; elle est bornée en bas par un bourrelet, et dans son étendue on perçoit au toucher des inégalités, des saillies arrondies.

Le 15, ces saillies sont plus manifestes ; d'autres tumeurs plus petites, isolées, se sont développées à la face externe de la cuisse et sur la partie postérieure et supérieure de la jambe droite.

Un grand nombre de petites tumeurs, de volume variable, se sont développées sur diverses régions du corps, au bord inférieur de l'encolure, sur les épaules, les côtes, les flancs, la croupe, les deux membres postérieurs ; quelques-unes de ces tumeurs sont disposées en une corde placée obliquement de haut en bas, et de dedans en dehors, à la partie postérieure et à la partie externe de la jambe droite.

Le 16, ces tumeurs multiples existent toujours. Celles qui sont disposées en corde à la jambe droite sont réunies par un gonflement allongé, moins saillant que les premières tumeurs arrondies et d'abord isolées en apparence.

Ces tumeurs paraissent exister sous l'épiderme ou dans la peau ; elles ne sont pas sous-cutanées.

Sur le trajet des veines superficielles de la jambe droite on observe des cordes peu inégales selon leur longueur.

Le côté droit de la lèvre supérieure est plus volumineux que le côté gauche ; la peau de la ganache, du côté gauche, est le siége d'un engorgement qui s'étend de la tubérosité maxillaire jusqu'à la commissure droite de la lèvre. Le gonflement des piqûres de la lèvre, à gauche, est presque complétement éteint.

La jument a toujours bien mangé de l'avoine (9 litres), du foin (10 livres), de la paille (20 livres).

À la face externe de l'avant-bras gauche, vers les deux tiers supérieurs de sa longueur, se trouve un cordon très-analogue à celui de la jambe droite : il est composé d'une tumeur allongée, de 5 à 6 pouces de longueur, de la grosseur de l'index, inégale dans toute son étendue, offrant de petites tumeurs plus saillantes, de distance en distance, se dirigeant de haut en bas et de devant en arrière.

Le 17, à peu près même état. Quelques-unes des tumeurs arrondies, isolées, sont recouvertes à leur sommet de poils hérissés. La peau de cette dernière région est plus dure, n'est plus souple. Il semble qu'il y a eu suintement d'un liquide séreux sous l'épiderme, et que ce liquide s'est desséché.

Le 18, il y a eu un léger suintement dans toutes les tumeurs, soit isolées, soit disposées en corde.

Les croûtes existent toujours sur les piqûres, mais elles n'adhèrent pas aux bords des piqûres dans toute leur étendue, elles sont détachées dans quelques points. Un plus grand nombre de tumeurs isolées sont dures à leur sommet et présentent une sorte de croûte surmontée de poils ternes et hérissés.

Le 19, de nouvelles tumeurs isolées ont apparu sur un grand nombre de régions. Des cordes commencent à se montrer sur les faces de l'encolure, sous la poitrine ; elles sont encore peu inégales selon leur longueur, elles ne sont qu'ondulées.

Les membres antérieurs s'engorgent ; le gonflement des deux membres postérieurs, qui existait déjà, augmente sensiblement, surtout celui du membre droit dont la jambe est couverte de pustules farcineuses isolées et de cordes disposées dans diverses directions.

La jument a les flancs agités et cordés ; le pouls est vite. Elle est plus triste que d'habitude ; elle mange moins bien son avoine et son foin ; elle maigrit. La plaie du jarret, qui jusqu'alors avait été vermeille, l'est moins. Le pus qui en découle est moins blanc, plus liquide.

Le 20, des cordes farcineuses nouées sont parfaitement distinctes sur les deux faces de l'encolure ; de nouvelles tumeurs isolées ont encore paru ; elles sont plus volumineuses que la plupart des autres ; une, très-forte, existe sur la joue gauche.

Les flancs sont plus creux, plus agités ; le pouls est vite.

La jument est plus abattue, mange peu.

M. Bouley reconnaît la jument farcineuse.

Le 21, la bête ne mange plus que 5 litres d'avoine, 5 livres de foin, et point de paille, elle boit comme toujours de l'eau de son (3 litres de son).

Elle paraît un peu moins affaissée que la veille.

Les flancs sont toujours agités; l'expiration est forcée et pénible.

Les ganglions lymphatiques intermaxillaires sont un peu tuméfiés; le tissu cellulaire environnant ne paraît pas contribuer à cette tuméfaction. Ceux de gauche sont plus gros.

Les piqûres qui ne se sont pas cicatrisées sont très-larges; il n'en reste plus qu'une du côté droit de la lèvre. Elle est irrégulière sur ses bords, qui sont crénelés et taillés à pic; le fond est blafard. Elle sécrète un liquide séreux : elle a au moins un demi-pouce de diamètre.

A 3 pouces au-dessus du naseau droit, existe un autre ulcère un peu moins étendu, provenant de l'ulcération d'une pustule farcineuse.

Les trois piqûres de la fesse et de la vulve à droite sont très-larges et offrent le même caractère que celle de la lèvre. Elles étaient encore recouvertes d'une croûte que l'infirmier a détachée en pansant la jument.

Enfin, plusieurs autres pustules farcineuses sont ulcérées : une à la face interne de la cuisse droite; une autre à la face externe de la même cuisse; une autre près de la couronne et du talon interne du même membre; une autre au pli du genou gauche.

Les narines sont plus humides.

M. Barthélemy déclare que la jument est farcineuse.

Le 22, les ulcères s'élargissent, ceux provenant des piqûres comme des autres pustules ulcérées.

Le souffle nasal est plus fort; l'expiration toujours pénible.

La jument est un peu plus gaie, mange mieux.

M. Delafond dit que la jument est farcineuse.

Le 23, à peu près même état; le bruit nasal augmente.

La jument a mangé 17 litres d'avoine, 10 litres de foin; elle a par conséquent recouvré son appétit.

La plaie du jarret est toujours blafarde.

Le 24, le bord droit de la lèvre supérieure est bosselé; les parties les plus saillantes sont luisantes, tendues.

Plusieurs petites tumeurs des membres sont ulcérées.

Les plaies des piqûres de la lèvre supérieure et des fesses s'agrandissent toujours.

Les cordes de l'encolure deviennent plus noueuses ; les parties qui séparent les boutons sont moins volumineuses qu'auparavant.

La jument maigrit de plus en plus, quoique mangeant bien. Les ganglions lymphatiques droits grossissent de plus en plus.

Elle ne s'est pas couchée depuis plusieurs jours avant l'inoculation ; elle prend également son appui sur les deux membres postérieurs.

Le 25, les petites tumeurs de la lèvre supérieure à droite se ramollissent vers leur sommet.

Du reste, à peu près même état.

Le 26, les petites tumeurs de la lèvre sont ulcérées ; les ganglions droits sont beaucoup plus tuméfiés.

La jument maigrit.

Le 27, les ulcères des lèvres, de la fesse et des autres parties du corps sont élargis.

La maigreur est très-grande.

Le 28, à dix heures du matin, la jument s'est campée pour uriner, et elle est tombée sur le côté gauche.

Elle a continué à manger la ration accoutumée.

M. Vatel l'a reconnue farcineuse.

Le 28, elle n'a mangé que son repas du matin avant d'être couchée. Le reste de la journée elle a refusé de boire et de manger, comme elle le faisait précédemment, lors même qu'elle était couchée.

Plusieurs petites pustules se sont montrées autour de l'œil droit, une notamment dans le grand angle de l'œil sur la paupière.

Le 29, à six heures du matin, la jument se débat, ne fait aucun effort pour se relever, refuse de boire et de manger.

Les pustules de l'œil droit sont ulcérées.

Toutes les plaies apparentes sont blafardes.

La respiration est très-pénible, comme pendant la journée qui a précédé.

A deux heures après midi, les plaies ulcérées et celle du jarret se dessèchent.

La jument prend une bouchée de foin machinalement, ne la mâche pas et la rejette aussitôt.

L'œil droit est couvert d'une masse de substance muqueuse très-épaisse venant du grand angle de l'œil.

Elle s'est débattue jusqu'à onze heures du soir, heure à laquelle elle est morte.

L'autopsie de la jument fut faite le 31 octobre à neuf heures et demie du matin, en présence de M. Bouley jeune, de M. Barthélemy aîné, de M. Vatel et de M. Rayer.

Maigreur très-marquée. Les membres étaient roides. La jument est restée sur le côté gauche depuis sa mort jusqu'au lendemain à huit heures du matin ; elle a été transportée à Montfaucon et elle y est restée, sur le dos, jusqu'au moment de l'ouverture.

Avant de la déplacer pour la transporter dans un lieu convenable du clos, j'ai remarqué que, par les deux narines, il sortait un liquide fortement sanguinolent.

La plupart des plaies ulcérées étaient recouvertes de croûtes grisâtres très-sèches, notamment sur les bords des plaies. En enlevant ces croûtes par un léger effort, on emportait les poils qui se trouvaient sur les bords de ces plaies et qui s'étaient attachés aux croûtes. Certaines plaies se trouvaient entièrement dénudées de croûtes ; ces plaies étaient presque sèches ; il n'y avait que deux ulcères, l'un au grand angle de l'œil droit, l'autre un peu plus bas, dont le fond était encore humide.

Au-dessous des croûtes se voyait le fond des ulcères ; il était un peu humecté par un liquide grisâtre qui recouvrait une sorte de pseudo-membrane peu épaisse, très-inégale à sa surface, d'une couleur grisâtre elle-même. Les inégalités n'étaient, en général, pas plus profondes au centre des plaies qu'à la circonférence ; la peau qui bornait ces plaies était détruite à pic ; elle était découpée très-irrégulièrement sous le rapport des petites échancrures ; mais la forme générale de ces plaies était circulaire quand la plaie avait succédé à une tumeur isolée. Dans certaines régions, au bord droit de la lèvre supérieure, par exemple, il y avait une plaie très-vaste, de 3 pouces de long sur 1 pouce et demi de large, dans sa partie moyenne ; cette largeur diminuait à la partie supérieure de la plaie. C'était cette dernière partie qui s'était ulcérée en dernier lieu par suite de l'ouverture d'une infinité de petites pustules qui s'étaient successivement développées de bas en haut et qui avaient procédé de deux piqûres faites par l'inoculation. Il existait encore de ces pustules non ouvertes autour de la commissure droite des lèvres : la peau qui les recouvrait était luisante, surtout au sommet. Elles renfermaient dans leur intérieur un liquide purulent un peu épais, puis au milieu de ce liquide une masse de substance molle d'un jaune blanchâtre, qui avait souvent la consistance du fromage mou, quelquefois un peu moins molle et de la consistance d'un caillot fibrineux que l'on écrase facilement en le pressant entre les doigts. La peau s'était détruite successivement du centre à la circonférence ; et ce n'est que lorsque plusieurs pustules s'étaient réunies, que des lambeaux de peau se détachaient, parce que probablement les vaisseaux qui alimentaient cette peau avaient été détruits par les ulcérations voisines.

Sur la joue gauche il y avait un ulcère, quoique les piqûres qui avaient été pratiquées ne fussent pas ulcérées.

Sur le côté droit de l'encolure, vers les deux tiers supérieurs et dans une direction un peu oblique de haut en bas et de devant en arrière, existait une corde peu inégale dans sa grosseur ; elle était sous-cutanée : elle ne s'est point ulcérée. Une autre corde à peu près semblable existait sur la joue gauche de l'encolure ; et ne s'est point non plus ulcérée.

A la partie antérieure de l'ars gauche se trouvait un ulcère d'un pouce de diamètre, recouvert d'une croûte.

Au pli du genou gauche, également un ulcère croûteux d'un pouce aussi à peu près.

Sur diverses régions des épaules, des boutons isolés non ulcérés, cutanés et sous-cutanés.

Derrière l'épaule gauche, sur les côtes, trois tumeurs isolées, non ulcérées, cutanées, faisant un peu saillie au-dessous de la peau, comme la plupart des boutons d'un certain volume.

Tous les boutons, quoique non ulcérés, contenaient dans leur centre un liquide et une masse jaunâtre. Sur le reste des côtes, sous la poitrine, sous le ventre, aux flancs, à la croupe, il y avait beaucoup de boutons non ulcérés.

Un ulcère croûteux, suite à la piqûre, sur la lèvre droite de la vulve ; deux autres sur la fesse près de la vulve ; elles avaient

succédé aux piqûres ; un autre sur la fesse gauche. Ces ulcères
étaient de forme irrégulière, comme en général tous ceux des
piqûres.

Un ulcère à la face interne de la cuisse droite ; un autre à
la face externe de cette cuisse ; un autre près de la couronne
et du talon interne du membre droit postérieur. Les deux
cuisses et les deux jarrets plus volumineux que dans l'état
normal. Une infinité de cordes sous-cutanées et de boutons
cutanés aux deux jambes et aux deux cuisses, surtout à la face
interne, dans l'épaisseur des ganglions lymphatiques.

A la partie postérieure et inférieure du jarret gauche, une
plaie de forme irrégulière de 2 pouces et demi à 3 pouces,
peu profonde, couverte d'une couche de pus desséché, peu
épaisse, ne répandant point de mauvaise odeur ; dont le fond
était couvert de bourgeons charnus ; limitée supérieurement
et inférieurement par les deux extrémités d'une section du
tendon du muscle fémoro-phalangien (*sublime*), latéralement
par du tissu cellulaire induré ; au fond par une gaîne tendi-
neuse tapissée par des végétations qui, en bas et en haut,
avaient réuni les deux extrémités du tendon aux parties voisines.

Cavités nasales. — En général, la muqueuse était d'un rouge
foncé. La nuance était encore plus foncée vers les parties qui
correspondaient au sinus veineux de la cloison nasale. Ces
sinus étaient très-pleins, et en grande partie par des caillots sanguins qui étaient entourés de sérosité.

Sur la face gauche de la cloison nasale existaient, à 3 pouces
et demi de l'orifice de la narine, de petites taches blanches,
irrégulières, peu saillantes, offrant déjà des traces d'ulcères
vers leur partie moyenne. Deux plaques pareilles étaient près
l'une de l'autre et l'une au-dessus de l'autre ; la supérieure
était la plus ulcérée, et cependant le fond des ulcères ne tra-
versait pas la muqueuse. Le cartilage n'était pas malade.
A 6 pouces plus haut, sur les sinus veineux, se trouvait
un ulcère allongé, à bords blanchâtres, avec des nuances ta-
chetées de rouge qui se voyaient dans les parties où la matière, à laquelle était due la teinte blanche, avait été ramollie,
puis détruite et éliminée. Le fond de cet ulcère était un caillot
d'une veine des sinus. Un peu plus haut, et autour de cet
ulcère, il y avait des élévations plus ou moins saillantes, les

unes avec une forme arrondie, et les autres étaient aplaties. Divisées, elles avaient la même texture que partout, c'est-à-dire qu'elles formaient des masses paraissant d'abord homogènes, d'un blanc un peu jaune ; mais bien examinées, elles étaient formées d'une trame celluleuse dans laquelle était déposée une substance qui sortait du réseau, en partie, par la pression. Quand cette pression était exercée fortement sur la masse, cette dernière s'écrasait, et il ne restait plus entre les doigts que la trame et la couche externe de la muqueuse. Ces masses étaient plus ou moins dures, selon leur ancienneté ; car celles qui commençaient déjà à s'ulcérer sur un point, qui était leur sommet, étaient beaucoup moins dures dans les parties non ulcérées, que celles qui n'offraient aucun commencement d'ulcération.

A la partie supérieure de la cloison, tout le long des os sus-naseaux, à partir de la moitié supérieure de la cloison nasale, il y avait des ulcères disséminés et des masses non ulcérées. Les ulcères avaient tous l'aspect suivant : forme assez irrégulière, bords déchirés, entourés par une bande blanche qui était plus ou moins étendue, selon l'ancienneté de l'ulcère, et qui était formée par de la matière blanche non encore ramollie ; autour de cette bande, il y avait plus de rougeur que sur le reste de la muqueuse ; les portions blanche et rouge formaient un bourrelet au centre duquel se trouvait une dépression raboteuse, diversement coloré en rouge et en blanc. La partie blanche était due à un reste de trame de la muqueuse et de la masse, ou à de la substance ramollie. Dans le premier cas, la pointe de l'instrument enlevait plus difficilement la partie blanche. Au milieu de cette partie blanche, se trouvaient beaucoup de points rouges, c'était le fond de l'ulcère dépourvu de la trame détruite, et de la matière blanche ramollie. Quelques-uns de ces fonds d'ulcère étaient recouverts d'une pseudo-membrane, ou plutôt de pus épaissi : c'étaient les plus profonds.

Aux deux tiers inférieurs du cornet inférieur de la narine gauche, il y avait une surface de 2 pouces et demi de long sur 1 pouce de large, sur laquelle il y avait des élevures à tous les degrés de leur marche ordinaire ; les unes étaient encore dures, les autres molles, les autres entièrement ulcérées. En général, les ulcères étaient allongés de bas en haut ; de même les pustules étaient groupées en masses allongées de haut en bas. La plupart des ulcères étaient recouverts d'une substance albumineuse, d'une croûte brune sèche au dehors, et encore humide par sa partie adhérente. La croûte enlevée, le fond des ulcères était d'un rouge très-foncé, ainsi que la muqueuse intacte qui entourait le groupe général des pustules. Au-dessus de cette surface si malade et dans plusieurs points du cornet se trouvaient des pustules isolées à divers états.

Sur le cornet supérieur gauche se trouvait une grande quantité de pustules et d'ulcères irrégulièrement disséminés ; mais, en général, peu de pustules étaient ulcérées. Il y en avait surtout à l'extrémité supérieure du cornet, qui étaient très-saillantes, fermes, siégeant dans toute l'épaisseur de la muqueuse ; elles formaient un groupe.

Des croûtes détachées et unies à du mucus épais et rougeâtre se trouvaient dans les gouttières des cornets.

Des pustules non ulcérées parsemaient les volutes de l'ethmoïde.

Un peu de liquide roussâtre dans les sinus.

La face latérale droite de la cloison nasale n'offrait que de très-petites plaques et de petites ulcérations. Les sinus veineux étaient moins injectés qu'à gauche.

La muqueuse du cornet droit supérieur était parsemée de pustules entières et d'ulcérations isolées. Il n'y avait que vers la partie inférieure et antérieure, vers la gouttière qui sépare les deux cornets, que les pustules et les ulcères étaient très-rapprochés et même se confondaient de manière à former une surface allongée de 2 pouces de long et d'un pouce de large, recouverte d'une croûte humide brune, formée de la matière ramollie des pustules. Au-dessous de la croûte, la muqueuse ulcérée, qui adhérait fortement aux croûtes dans certains points, était d'un rouge brun et avait une grande épaisseur ; celle du cornet inférieur gauche était plus épaisse. Les veines de cette région de la muqueuse contenaient des caillots de sang blancs, ou blancs et noirs, le noir séparé. Un ulcère et une pustule dans le pavillon du conduit guttural gauche, dont la muqueuse était rouge.

Larynx.— A la base et à la face postérieure de l'épiglotte, du côté gauche, il y avait une grosse pustule entourée d'un bourrelet rouge, un groupe de pustules en arrière du ventricule latéral gauche. En général, la muqueuse du larynx était d'un rouge foncé, ainsi que celle de la trachée.

Poumons. — La cavité plévrale ne contenait que la quantité normale de sérosité. Le poumon gauche était d'une nuance foncée dans toute son étendue; sa surface était livide dans certains points, plus foncée dans certaines régions transversales qui correspondaient aux espaces intercostaux. Cette particularité existait sur les deux poumons et provenait de lésions cadavériques et de la compression inégale exercée par les côtes et les espaces intercostaux. Le poumon gauche, quoique souple au toucher, contenait beaucoup de sang ; car ses coupes en divers sens étaient d'un rouge très-foncé. Cette coloration plus foncée que pour le poumon droit tenait à ce que le cheval était resté couché sur le côté gauche après sa mort.

Le poumon droit était en général d'une nuance foncée aussi; son tissu était souple dans les régions antérieures; mais vers la base il était consistant. La surface des coupes de cette portion était diversement colorée en grisâtre, en rouge nuancé : ces nuances étaient très-mélangées. Il découlait spontanément de ces coupes un liquide purulent grisâtre qui sortait abondamment dès que l'on comprimait le tissu. Les divisions bronchiques contenaient un liquide muqueux, roussâtre, peu épais. Le tissu cellulaire interlobulaire n'était infiltré que d'une faible quantité de sérosité roussâtre ; il n'y avait point de trace de lésion chronique.

Les ganglions bronchiques étaient très-volumineux, mais rouges, striés à la manière des tubulures des reins. Point de tubercules dans ces ganglions.

Les ganglions sous-linguaux étaient aussi d'un volume considérable ; mais ceux de droite plus volumineux que ceux de gauche.

Parmi les masses ganglionnaires, les unes (le plus petit nombre) étaient pâles et les autres d'un rouge foncé uniformément dans toute leur épaisseur. Le tissu cellulaire environnant ne paraissait pas malade ; il n'y avait point de tubercules, ni crus, ni ramollis.

Organes de la circulation. — Le péricarde ne contenait point une quantité anormale de sérosité ; le cœur était volumineux ; les fibres musculaires flasques ; les ventricules et les oreillettes

très-vastes, notamment du côté droit. Ils contenaient une très-
petite quantité de sang.

Les principaux vaisseaux n'en renfermaient aussi qu'une
petite quantité. Ce sang était boueux, très-foncé.

Les veines glosso-faciales, les saphènes, les fémorales et les
tibiales contenaient assez de sang mal coagulé, très-noir, sans
caillot fibrineux incolore, séparé. Ces vaisseaux ne paraissaient
pas malades. Quelques veines des mamelles, des poumons et
des narines contenaient des caillots.

Vaisseaux lymphathiques et ganglions. — En général, tous les
vaisseaux lymphatiques qui provenaient des ulcères et des
tumeurs, soit superficielles, soit profondes, contenaient plus
ou moins de liquide d'une nuance jaunâtre, moins fluide que
dans l'état normal, souvent trouble et entourant des masses
albumineuses plus ou moins consistantes. Tous ces vaisseaux
étaient entourés de tissu cellulaire induré et infiltré de sérosité plus ou moins colorée en jaune, et d'autant plus colorée
que le tissu était plus près des tumeurs ramollies et ulcérées.
Le tissu induré était là aussi plus dur. Quelques-uns de ces
vaisseaux, comme ceux qui provenaient des larges ulcères,
par exemple, contenaient un liquide analogue à celui que
l'on trouvait dans les tumeurs ramollies non ulcérées.

Sur le trajet des principaux vaisseaux lymphatiques se
trouvaient, à des distances variables, des foyers de matière
purulente, mal élaborée ; les vaisseaux formaient une partie
de leur paroi, ordinairement la paroi la plus profonde. Le
reste des parois était formé par le tissu cellulaire induré : par
conséquent, une partie du vaisseau avait été détruite. Les
membranes des vaisseaux étaient épaissies ; la membrane interne était fréquemment pointillée de taches rouges Dans les
intervalles qui séparaient ces principaux vaisseaux, on voyait
au milieu du tissu cellulaire induré une infinité de petites
collections de matière molle, d'un jaune citrin ; elles n'avaient
point de disposition déterminée. La matière qui les formait
variait beaucoup de consistance ; elle était en général d'autant
plus consistante que la collection était moins grande. Les collections qui correspondaient à des tumeurs saillantes, soit
dans l'épaisseur des muscles, soit sous la peau, soit dans la
peau même, étaient formées par une substance très-fluide, souvent d'un gris un peu rosé, c'est-à-dire de pus ichoreux, dit

farcineux, mélangé avec un peu de sang qui avait été fourni par les parois des collections qui, pour la plupart, étaient d'un rouge inégalement nuancé. Cette nuance rosée ne s'apercevait plus dans le liquide des boutons qui s'étaient ouverts spontanément à l'extérieur.

Toutes ces altérations s'observaient notamment à la face interne des cuisses et des jambes, à la pointe des fesses, autour des piqûres ulcérées où le liquide virulent avait été introduit.

Les ganglions lymphatiques sous-linguaux étaient fortement tuméfiés; presque tous les lobules étaient d'un rouge lie de vin; quelques-uns étaient partiellement d'une nuance plus foncée ; ils étaient plus mous et plus humides que dans l'état normal. Ceux de droite plus gros. Point de tubercules.

Les ganglions des ars étaient également engorgés et rouges pour la plupart.

Les ganglions superficiels et profonds des aines étaient énormes, en général d'un rouge foncé, quelques points même étaient bruns, comme ecchymosés. Des lobules étaient blafards, d'autres lobules en partie blafards et en partie rouges-bruns et ecchymosés ; le tissu cellulaire qui les entourait était infiltré de sérosité jaunâtre. Point de tubercules. Les organes de la digestion ont laissé voir peu de lésions ; les ganglions lymphatiques du mésentère étaient seulement plus gros qu'à l'ordinaire.

Dans les organes urinaires et génitaux rien à noter.

Ce fait est remarquable sous plusieurs rapports. Il prouve d'abord que la morve et le farcin peuvent se communiquer de l'homme au cheval, malgré les objections que je prévois, et qui, du reste, ont déjà été faites. Ces objections portent surtout sur l'existence de la plaie du sujet d'expérience. On dit qu'il n'est pas rare de voir des chevaux avec des plaies devenir morveux et farcineux spontanément. Cela arrive, mais c'est lorsque ces plaies sont de mauvaise nature, lorsqu'elles sont anciennes, lorsque la suppuration est abondante, lorsque le pus séjourne pendant longtemps dans des clapiers fistuleux où se trouvent des caries osseuses ou ligamenteuses, lorsque ces plaies sont négligées. Rien de tout cela n'a existé pour la plaie de la jument en question. Quand le farcin est la suite de la résorption purulente, il procède, dit-on, de la plaie qui est le foyer, vers les autres régions du corps. Le contraire a eu lieu pour la jument qui a été infectée presque instantanément d'une manière générale. On dit encore que le sujet d'expérience était en très-mauvais état et exténué de fatigue. La jument était maigre, il est vrai, mais les chevaux ne deviennent pas morveux, par cela seul qu'ils sont maigres ; on dit même que les chevaux morveux et farcineux ont ordinairement l'apparence de la santé. Le trajet qu'a fait cette jument en voiture n'a pas dû beaucoup la fatiguer, puisqu'elle a été transportée debout, sans contrainte. Elle a toujours bien mangé jusqu'au moment où l'influence de la matière inoculée s'est fait ressentir fortement. C'est aussi sous cette influence que le mieux qui se montrait d'une manière très-marquée dans l'état général de l'animal et de la blessure en particulier s'est arrêté et s'est transformé en une aggravation que rien ne pouvait expliquer, sinon l'action délétère et virulente du liquide inoculé qui a reproduit une maladie absolument semblable à celle de l'homme chez qui on l'a puisée.

Ce fait prouve aussi que le *jetage* n'est pas un caractère indispensable à la morve, car la jument n'a pas eu d'écoulement nasal, et cependant la muqueuse nasale était couverte d'ulcères et d'élevures dites morveuses ou farcineuses.

Si l'on abandonne l'explication de la production de la morve par l'influence de la plaie, et que l'on attribue cette maladie à l'action délétère non spéciale du liquide inoculé, on sera au moins obligé de convenir qu'il y a des matières purulentes, séreuses, muqueuses, sécrétées par les narines de l'homme, qui sont bien à redouter. Je puis déjà assurer qu'il y a beaucoup d'autres matières purulentes qui sont fort innocentes, ainsi que me l'ont prouvé plusieurs inoculations dont les résultats ont été négatifs.

TROISIÈME EXPÉRIENCE.

Mort prompte, sans symptômes très-saillants de morve farcineuse, survenue à la suite de l'inoculation des liquides morveux de Dondelignère. (V. le fait précédent.)

Le 11 octobre, une jument rouane, queue en balai, marquée de feu au nez, lisse en tête, hors d'âge, boiteuse du membre gauche antérieur, par suite d'une induration du tissu cellulaire sous - cutané et d'une inflammation chronique de l'appareil tendineux fléchisseur du canon ; aveugle, fournie par l'équarrisseur, en moyen état, mangeant avec appétit 10 livres de foin, 2 bottes de paille par jour, fut inoculée avec les mêmes liquides que la jument qui précède, et de la même manière, aux mêmes régions.

Le 12 et le 13, rien de bien remarquable ; seulement un peu de tuméfaction autour de toutes les piqûres.

Le 14 je n'ai pas vu le cheval.

Le 15. *Fesse gauche et côté gauche de la vulve.* Des croûtes sur les trois piqûres ; de la tuméfaction s'étendant à 4 pouces au-dessous de la piqûre la plus basse. Près du périnée, une tumeur cutanée, arrondie, isolée, du volume de la moitié d'un œuf de poule.

Côté gauche de la lèvre. Les trois piqûres couvertes de croûtes et entourées d'une forte tuméfaction qui réunissait les trois piqûres. La lèvre supérieure et la lèvre inférieure sont très-tuméfiées, brûlantes.

Les ganglions lymphatiques intermaxillaires gauches avaient acquis le triple de leur volume ordinaire ; ils formaient une tumeur circonscrite, non adhérente.

Fesse droite et côté droit de la vulve. Une seule piqûre était recouverte d'une croûte ; les trois piqûres étaient cependant entourées d'une tuméfaction. Au-dessous des piqûres, une tuméfaction séparée de celles des piqûres s'étendait de haut en bas et de dehors en dedans, jusqu'à la mamelle. Dans son étendue on apercevait distinctement des saillies arrondies disposées en chapelet de haut en bas.

Le pouls était fort et plein.

La respiration était bruyante dans le nez.

La muqueuse nasale était un peu plus rouge que dans l'état normal ; elle était plus humide.

Le 16, les lèvres, les ganglions lymphatiques n'avaient pas augmenté de volume.

La muqueuse nasale de la cloison cartilagineuse était couverte dans sa région inférieure de pétéchies d'un rouge foncé.

Le mucus nasal était plus abondant et un peu écumeux.

La respiration nasale plus difficile que la veille.

La jument mange toujours sa ration.

Le 17, les ganglions lymphatiques ont le même volume.

Les lèvres sont moins grosses, moins tendues.

Les pétéchies d'une nuance moins foncée, moins abondantes.

Le mucus des narines est toujours plus abondant et spumeux.

Le bruit nasal est toujours plus fort que dans l'état normal.

Les mouvements des flancs sont plus vites.

M. Barthélemy et M. Bouley ont vu ce cheval à trois heures. Je leur ai fait remarquer que les flancs étaient agités et que le souffle nasal était fort, que le membre gauche était induré et occasionnait une claudication.

Le 18, le matin, le cheval n'a pas mangé son foin comme d'habitude.

A trois heures, le pouls était petit, faible, vite ; la respiration très-accélérée. Le cheval sifflait ; naseaux dilatés, râle crépitant humide des deux côtés de la poitrine. Les ganglions lymphatiques intermaxillaires gauches sont plus gros, douloureux. Ceux du côté droit sont plus gros que dans l'état normal.

Les pétéchies sont moins foncées que la veille, mais elles sont plus nombreuses.

Les piqûres des lèvres ne sont plus recouvertes de croûtes ; à leur place il existe des plaies ulcérées à bords sinueux, crénelés, de nuance livide, sécrétant un liquide séreux ; le pourtour des ulcères est dur, la peau est luisante. Les crottins sont très-mous.

Le 19, le cheval est tombé le matin ; il a refusé de manger.

Les crottins ne sont plus moulés.

Le cheval s'est débattu jusqu'à deux heures après midi. Il a expiré à deux heures et demie.

Je ne l'ai vu qu'après sa mort, qui avait eu lieu dix minutes à peu près avant mon arrivée.

Le domestique qui le pansait me dit qu'il respirait avec la plus grande difficulté depuis le matin, et que de l'écume sortait par ses naseaux.

Les lèvres de l'animal palpitaient encore quand j'ai commencé à faire l'autopsie.

La lèvre supérieure était fortement tuméfiée ; les piqûres ulcérées étaient plus étendues que la veille. A côté de l'une de ces plaies ulcérées se trouvait une autre petite plaie arrondie, entourée de peau luisante. Elle communiquait avec un foyer purulent qui était dans l'épaisseur de la peau et qui contenait un liquide mal élaboré, absolument semblable à celui que contiennent les boutons de farcin, d'après le dire même de M. Delafond, qui a vu les pièces pathologiques de ce sujet.

Les naseaux étaient remplis de liquide spumeux, purulent et sanguinolent.

Sur les deux faces de la partie inférieure de la cloison nasale et de la muqueuse qui tapisse les fausses nasales à la région supérieure, il y avait une multitude de petites taches rouges diversement configurées, dont le siége était le tissu même de la muqueuse. A l'entrée de la narine gauche, sous l'aile externe du naseau, se trouvaient trois petites saillies arrondies, lenticulaires, d'un blanc mat, dont le siége était dans l'épaisseur de la membrane muqueuse. Ces tumeurs étaient formées d'un tissu blanc contenant une substance infiltrée. (Elles ont été observées par M. Delafond, le 22 octobre.)

Les plexus veineux de la cloison étaient fortement injectés. Les vaisseaux des cornets l'étaient aussi fortement.

A la partie moyenne et vers les trois quarts supérieurs de la face gauche de la cloison nasale il y avait une saillie arrondie du diamètre de 3 lignes à peu près, la base était un peu plus large que le sommet qui était tronqué. La base était entourée d'une auréole rouge nettement limitée. Au sommet, on voyait à travers la muqueuse transparente une douzaine de petits points blancs irrégulièrement disposés. Cette saillie, divisée dans le sens de son épaisseur, laissait voir : 1° à la partie supérieure de la coupe, la muqueuse dont l'épaisseur avait un quart de ligne à peu près ; 2° au-dessous de la muqueuse une masse homogène blanchâtre, assez dure, friable à la manière d'un tubercule cru, et enveloppée dans le tissu cellulaire sous-muqueux au-dessus du périchondre. Cette masse dénudée de la muqueuse qui la recouvrait était inégale à sa surface, et les parties les plus saillantes correspondaient aux petits points blancs dont j'ai parlé plus haut.

Les ganglions lymphatiques intermaxillaires étaient tuméfiés, surtout ceux du côté gauche. Ils étaient rouges tirant sur le lilas. Le tissu cellulaire qui entourait les masses ganglionnaires n'étaient pas malades. Quelques ganglions étaient parsemés de petits points blancs, arrondis ou irréguliers.

Dans la glotte, au niveau de la partie latérale et postérieure droite du cartilage épiglottique, se trouvait une agglomération d'un très-grand nombre de petites pustules qui formaient par leur réunion une plaque irrégulièrement oblongue, de 6 lignes de largeur dans la plus grande largeur, et d'un pouce environ de longueur. En examinant attentivement cette lésion, on voyait à la surface de cette plaque, qui avait une saillie d'une ligne environ à son sommet, et qui se confondait en s'amincissant, avec la muqueuse voisine, une infinité de petits points blancs, séparés par un tissu muqueux d'une nuance rouge brune. Ces points blancs, que la surface de la muqueuse laissait apercevoir à cause de sa transparence, correspondaient à de petites pustules qui avaient leur siége dans le corps de la muqueuse.

La couleur rouge brune qui apparaissait à la surface se continuait dans l'épaisseur de la muqueuse. Chaque petite masse pustuleuse était composée d'un tissu blanchâtre laissant suinter une très-petite quantité de liquide, quand on la pressait après avoir été divisée. Les masses variaient de densité. Il y en avait de ramollies. A la partie antérieure de la masse, sur le bord du cartilage épiglottique, existait un ulcère irrégulièrement arrondi, crénelé, dont la cavité était remplie d'un liquide peu fluide, blanchâtre, avec une nuance jaunâtre. Le fond de la cavité était de nuance violacée et appartenait encore à la couche la plus profonde de la membrane muqueuse. Ces deux lésions ont été regardées par M. Rossignol comme ayant de l'analogie avec les lésions de la morve tuberculeuse ; mais il ne s'est prononcé ni pour ni contre l'existence de la morve chez cette jument.

La portion de cartilage qui correspondait aux pustules avait une teinte jaunâtre, elle se cassait facilement par un petit effort.

La trachée, les bronches, contenaient un liquide muqueux, spumeux.

La totalité des poumons était *farcie* de masses tuberculeuses, de volume variant d'une lentille à un gros haricot. Tout le reste du tissu pulmonaire, et c'était la moindre partie, était plus ou moins consistante d'une teinte rouge diversement

nuancée. Tout le tissu était divisé en masses lobulaires irrégulièrement configurées, à circonférence bosselée ; les unes
étaient d'un rouge jaune, d'autres d'un rouge grisâtre, d'autres d'un rouge lie de vin, d'autres enfin d'un rouge très-
brun, presque noir ; elles semblaient avoir été le siége d'ecchymoses. Toutes ces masses étaient très-faciles à écraser, et
tout le tissu du poumon se déchirait avec la plus grande facilité, même très-peu de temps après la mort, au moment
même de l'autopsie. La coupe du tissu pulmonaire, dans
quelque sens que ce fût, avait un aspect marbré : aucune des
masses tuberculeuses n'était ramollie.

Les ganglions lymphatiques bronchiques étaient très-volumineux, d'un rouge lie de vin.

Les plèvres costale et diaphragmatique avaient conservé
leur nuance et leur contexture normales. Le sac pleural ne
renfermait point une quantité de sérosité anormale.

La cavité péricardine contenait quelques cuillerées de sérosité citrine.

Le tissu cellulaire qui entourait l'artère coronaire était infiltré de sérosité fortement citrine.

Les cavités du cœur contenaient peu de sang. Il y avait une
ecchymose d'une grande étendue dans l'oreillette droite (d'un
pouce carré), près des valvules mitrales.

Les viscères abdominaux ne m'ont pas paru malades.

Le sang qui s'était écoulé depuis 10 à 15 minutes des principaux vaisseaux que j'avais divisés en faisant l'autopsie, et
qui s'était accumulé dans la partie la plus déclive des cavités
splanchniques, était d'une nuance très-foncée ; sa surface
réfléchissait une teinte irisée, nuance que l'on observe ordinairement sur le sang des animaux morts d'affections graves et générales, comme les maladies charbonneuses, le
farcin et la morve aigus. On peut même juger de la gravité
d'une maladie en observant cette particularité du sang sur
les malades que l'on saigne. Ce sang était en outre boueux ;
le caillot était presque complétement cruorique, d'un noir
très-foncé, peu consistant, se réduisant en bouillie par la plus
légère pression.

Le trajet des vaisseaux lymphatiques glosso-faciaux était
entouré d'un tissu cellulaire infiltré de sérosité de nuance qui
donnait au tissu un aspect cendré.

Le tissu cellulaire des lèvres, et notamment de la lèvre supérieure, offrait la même altération.

Je reviens sur l'examen des lésions que j'ai désignées tout à l'heure sous la dénomination de *masses tuberculeuses*. Ces productions ont été regardées jusqu'alors, par presque tous les vétérinaires, comme des lésions d'une origine ancienne. Je me rappelle les avoir entendu appeler *tubercules crus*. Il y a cependant des distinctions bien importantes à faire entre les divers produits morbides que l'on confond si souvent sous le nom générique de tubercules. Certaines lésions, comme les *granulations pulmonaires*, par exemple, sont évidemment des produits chroniques ; mais cette espèce de tubercule, si distincte par sa composition qui n'est jamais homogène et qui consiste toujours en couches concentriques au centre desquelles il y a une cavité qui contient une substance de consistance variable, ne ressemble pas aux *masses* dites *tuberculeuses* qui sont généralement d'un blanc jaunâtre et quelquefois diversement colorées par des liquides épanchés. Ces masses, au lieu d'être globuleuses et toujours petites, sont d'une configuration et d'un volume très-variés ; elles sont aussi, à leur origine, d'une égale consistance dans tous leurs points ; elles s'écrasent facilement quand on les presse entre les doigts. Elles ne ressemblent point, non plus, aux vrais tubercules des chevaux phthisiques qui sont d'un blanc un peu bleuâtre à leur origine, généralement très-petits quand on les examine séparément, et qui, lorsqu'ils s'agglomèrent, laissent encore apercevoir çà et là des vestiges de tissu pulmonaire au milieu des agglomérations, tant qu'ils ne sont point arrivés à l'état de ramollissement ou de destruction complète. J'ai la conviction, et une conviction appuyée sur des faits, que les masses dites tuberculeuses, dont j'ai parlé plus haut, peuvent se développer dans l'espace de neuf jours et moins, par suite de l'inoculation du liquide purulent morveux ou farcineux Je nie donc formellement la chronicité de certaines lésions que l'on a considérées jusqu'à présent comme très-anciennes ; et le temps n'est pas éloigné où l'on fera justice de l'ancienneté de ces productions, comme M. Dupuy l'a si bien fait de la chronicité des fausses membranes jaunes, molles, faciles à écraser, qui sont toujours le produit d'une pleurésie aiguë de quelques jours de date.

La production récente de ces masses tuberculeuses admise, je ne me trouverai plus aussi embarrassé pour expliquer la mort aussi prompte de mon sujet d'expérience, que je me serais trouvé dans la nécessité de faire mourir uniquement par un empoisonnement du sang qui, il est vrai, était certainement malade aussi ; car les autres lésions pulmonaires et nasales n'auraient pas pu amener une fin aussi prompte. Je n'aurais pu expliquer non plus comment cette jument, avant d'être inoculée, était dans un état de santé apparente aussi manifeste.

QUATRIÈME EXPÉRIENCE.

Morve produite sur une ânesse par l'inoculation du pus pris sur un garçon équarrisseur qui s'est blessé en ouvrant un cheval morveux (1).

Le 10 novembre, une ânesse de 6 mois, élevée et vendue en très-bon état par M. Poinsot, nourrisseur, rue de Chabrol, a été inoculée à neuf heures du matin en présence de M. Letenneur, interne de M. Roux, et de M. Rayer, avec du pus gris sale, épais, contenant un peu de sang, sorti d'un abcès de la partie interne et des deux tiers inférieurs du bras gauche du malade. L'abcès avait été ouvert 20 minutes avant l'inoculation.

1º Deux piqûres saignantes à la lèvre supérieure à droite ;

2º Deux autres piqûres, dont l'inférieure seulement saignante, à gauche de la lèvre supérieure (les lèvres étaient un peu rugueuses) ;

3º Les deux cavités nasales enduites du pus avec un tampon d'étoupes fixé sur un morceau de bois ;

4º Les conjonctives des deux yeux enduites de ce pus avec le même tampon ;

5º Sur les deux lèvres de la vulve, deux piqûres saignantes de chaque côté.

Le 11, à deux heures du soir, le pourtour des piqûres des lèvres un peu tuméfié ; les lèvres de la vulve bien plus tuméfiées que les lèvres de la bouche. Point de symptômes généraux.

Le 12, point de symptômes généraux ; appétit.

Le 13 au soir, des quatre piqûres de la lèvre supérieure,

---

(1) Ce malade est encore à l'Hôtel-Dieu dans le service de M. Roux. L'histoire de sa maladie n'est pas publiée.

une seule entourée d'une forte tuméfaction : c'est la piqûre supérieure gauche.

Trois piqûres de la vulve sont tuméfiées : il n'y a que la piqûre supérieure gauche qui ne l'est pas.

Point de symptômes généraux ; appétit.

Le 14 au soir, des trois piqûres enflammées de la vulve, l'une, celle qui est inférieure, à droite, l'est moins que la veille ; les autres le sont davantage ; leur surface est tendue, luisante, fluctuante au sommet.

La tuméfaction de la lèvre, à gauche, est très-forte ; la piqûre laisse écouler un peu de sérosité limpide jaunâtre. Frissons, appétit moindre, paupières tuméfiées légèrement, chassie, poil terne.

Le 15 au soir, le côté gauche de la lèvre supérieure est compris en totalité dans la tuméfaction ; la peau est tendue, luisante, surtout près de la piqûre supérieure.

Tuméfaction diffuse sur le trajet des vaisseaux glosso-faciaux gauches ; ganglions sous-linguaux triplés de volume, très-douloureux à la pression, enveloppés dans du tissu cellulaire tuméfié.

Le bord des naseaux est tuméfié ; il coule des narines un liquide limpide dont l'abondance est telle, que des gouttes tombent à des intervalles assez rapprochées ; muqueuse nasale rouge ; appétit moindre.

Le 16, aggravation des mêmes symptômes.

Les oreilles sont basses, le poil piqué. L'âne est resté couché une partie de la journée, n'a mangé que du son, a refusé des feuilles de céleri, qu'il mangeait d'abord avec appétit, et une partie de son foin ; la respiration est plus vite ; souffle nasal très-sensible ; pouls petit, accéléré.

Le 17, tout le pourtour des naseaux très-tuméfié ; le liquide qui coule est opaque, blanchâtre ; les ganglions sous-linguaux plus volumineux.

L'ânesse boite du membre droit postérieur quand on la fait marcher ; elle est presque toujours couchée.

Le 18, la tuméfaction des naseaux est augmentée ; les ouvertures des narines sont rétrécies.

Deux ulcères, l'un plus grand, irrégulier, sur le bord de la lèvre supérieure à gauche ; un autre, plus petit, arrondi, crénelé, taillé à pic, un peu plus antérieurement. De ces ulcères il coule de la sanie rouss-âtre ; le fond en est rouge lie de vin, le pourtour est fortement tuméfié ; la peau luisante dans l'étendue d'un pouce ; la tuméfaction autour des vaisseaux glosso-faciaux et des ganglions lymphatiques est toujours très-forte.

L'âne respire difficilement, est inquiet, se lève, se couche fréquemment.

Il ébroue souvent, et chasse à chaque ébrouement beaucoup de liquide purulent, blanchâtre.

Les plaies de la vulve sont ulcérées comme celles de la lèvre ; elles fournissent beaucoup de sérosité ichoreuse ; la peau est très-tendue et luisante autour des plaies.

L'âne n'a presque pas mangé de la journée.

Le 19, je n'ai vu l'âne qu'après sa mort qui a eu lieu vers les trois heures après midi.

Le palefrenier m'a dit que, depuis le matin, l'âne se levait et se couchait ; qu'il respirait avec beaucoup de difficulté ; qu'il ne s'est plus relevé à compter de midi ; qu'il s'était beaucoup débattu ; qu'il n'avait ni mangé, ni bu pendant la journée et la nuit.

A quatre heures du soir, la tuméfaction des lèvres et celle de la vulve avaient un peu diminué depuis la mort.

Les naseaux étaient remplis de matière purulente blanche.

Le 20, *autopsie* à dix heures et demie du matin, en présence de M. Rayer, de M. Leteneur et de M. Vigla. Les membres sont roides, l'abdomen tendu ; la tuméfaction des lèvres et de la vulve est plus affaissée que la veille.

Une large portion de peau, dans laquelle se trouvaient les deux ulcères de la lèvre supérieure, était détachée en dessous, dure, noire, morte. Le tissu qu'elle recouvrait était violacé, très-inégal, et aurait formé infailliblement le fond d'un large ulcère, si l'animal eût vécu plus longtemps.

A la commissure de la lèvre, à gauche, se trouvaient plusieurs élevures de volume variant d'un pois à une noisette, coniques ; la peau tendue et luisante. Au sommet de plusieurs élevures, de pareilles tumeurs disséminées existaient sur la joue ; elles étaient moins grosses ; la peau sur laquelle elles étaient appuyées n'était plus souple. Selon le trajet des vaisseaux glosso-faciaux gauches existait une tumeur inégale à sa surface et se prolongeant jusqu'aux ganglions sous-linguaux du même côté, qui étaient très-volumineux et noduleux.

Les naseaux étaient remplis de matière purulente attachée aux poils.

Le tour des deux piqûres de la vulve était encore tuméfié ; les piqûres étaient considérablement élargies, ulcérées ; des lambeaux de peau du pourtour étaient prèts à se détacher. Sur la lèvre gauche existaient plusieurs élévations analogues à celles des lèvres de la bouche. Les ganglions superficiels de l'aine droite étaient engorgés ; le long des vaisseaux superficiels de la cuisse et de la jambe, il y avait une tuméfaction inégale à sa surface ; elle s'étendait en diminuant jusqu'au jarret.

En disséquant avec soin toutes les régions sous-cutanées où s'étaient fait remarquer de la tuméfaction et des tumeurs, j'ai observé qu'en général le tissu cellulaire était infiltré de sérosité variant de la couleur de rouille au jaune sale. Les vaisseaux lymphatiques étaient remplis d'une substance jaune facile à écraser, de la consistance de l'albumine coagulée. Il était très-facile, à cause de cette circonstance, de suivre ces vaisseaux qui étaient fortement distendus. Dans les points qui correspondaient aux tumeurs visibles à l'intérieur, le tissu cellulaire sous-cutané avait la même couleur que le liquide lymphatique altéré ; cette couleur était due infailliblement à des portions de ce même liquide, infiltrées ou renfermées dans les vaisseaux de petits ganglions lymphatiques. Ces petites masses jaunes n'étaient pas homogènes comme les caillots des vaisseaux ; on y distinguait aisément à la loupe une trame qui était variable en nuance ; tantôt elle était blanche, tantôt elle était rosée. Quelques-unes contenaient un peu de sang ecchymosé et disposé en petits points. Ces boutons de farcin (car ils avaient la plus grande ressemblance avec les tumeurs naissantes que l'on observe sur les chevaux farcineux) avaient leur siége ou dans le tissu cellulaire seulement, ou dans l'épaisseur du derme, ou dans ces deux tissus à la fois ; pas un n'était ramolli. Le tissu cellulaire qui entourait ces boutons et les vaisseaux lymphatiques malades était ferme, dense ; les capillaires sanguins étaient très-injectés. Toutes ces altérations, comme je l'ai déjà dit, s'observaient partout où j'ai signalé de la tuméfaction, par conséquent autour des piqûres, sur la joue gauche, le long des vaissaux glosso-faciaux gauches, à la face interne de la cuisse et de la jambe gauches.

Seulement, dans cette dernière région, je n'ai point vu de tumeur ; il n'y avait que les vaisseaux lymphatiques de malades ; ils étaient remplis de coagulum jaune.

Les ganglions lymphatiques sous-linguaux gauches étaient considérablement augmentés de volume, et offraient des lésions fort remarquables ; certaines masses ganglionnaires étaient grises et rouge-lilas ; d'autres étaient pâles ; d'autres enfin étaient formées dans leur partie centrale par un tissu d'une apparence toute différente de celle du ganglion sain : quand on divisait une de ces masses en deux, les deux surfaces des tranches étaient à leur centre d'un jaune paille pas très-uniforme ; une partie, qui était irrégulièrement disséminée, était plus jaune que l'autre. Le point de démarcation de ce tissu jaune du tissu du ganglion non altéré, était un petit filet blanc qui était assez analogue à un feston par ses contours sans nombre. Le tissu malade qui m'a paru composé de la trame ganglionnaire et des vaisseaux lymphatiques capillaires remplis de lymphe coagulée, était plus dense que les parties qui n'avaient pas subi cette altération. C'étaient des *tubercules non calcaires,* du volume d'un petit pois à une aveline. Ces masses étaient analogues aux petites tumeurs farcineuses du tissu cellulaire ; elles étaient aussi analogues par leur nature à d'autres masses que j'ai trouvées dans les poumons. On voyait pour ainsi dire les vaisseaux lymphatiques s'obstruer insensiblement dans certaines masses, où seulement des petits points jaunes irrégulièrement disposés apparaissaient. Les ganglions lymphatiques droits offraient les mêmes altérations, mais elles étaient moins abondantes, et la masse ganglionnaire était moins grosse ; on voyait arriver dans ces ganglions les vaisseaux lymphatiques remplis de coagulum ; les ganglions gutturaux n'étaient que plus volumineux et plus rouges que dans leur état normal.

Dans la *cavité nasale gauche* la muqueuse était en général d'une teinte rouge plus foncée que dans l'état normal. A la partie inférieure de la cloison, vers la partie moyenne, se trouvaient une grande quantité de petites éminences peu saillantes, toutes plus ou moins allongées dans le sens de la longueur de la cloison ; les unes étaient entièrement isolées, de l'étendue d'une graine de lin ; d'autres étaient agglomérées et formaient des plaques de largeur et de longueur variable ;

une avait un pouce de longueur. Plus haut, et toujours vers
la partie moyenne, dans la région qui correspond aux plus gros
vaisseaux, existaient encore de semblables lésions, dont les
plus petites taches suivaient exactement la direction un peu
oblique et sinueuse, dans ce point, des vaisseaux sanguins. Il
y avait près de la partie supérieure une de ces plaques la plus
longue qui était beaucoup plus saillante que les autres. A la
partie antérieure de celle-ci, un groupe de petites élevures
moins saillantes ; elles étaient éloignées des principaux vaisseaux sanguins.

Sur les deux cornets gauches, de pareilles élevures, soit
agglomérées, soit isolées, existaient dans presque toute leur
étendue. Les parties inférieures du cornet inférieur étaient
entièrement couvertes de ces élevures, qui étaient presque
confondues entre elles, de manière à ne former qu'une
plaque. Là, les élevures étaient moins consistantes qu'ailleurs.
Deux jours après la mort, ces petites tumeurs s'étaient ramollies par l'influence de la putréfaction. Vers la partie moyenne
des cornets, il n'y avait que peu d'élevures ; on y voyait une
infinité de petits points blancs, gros comme la pointe un peu
émoussée d'une épingle. L'éthmoïde offrait également beaucoup d'élevures disposées en long, suivant la direction des
volutes ethmoïdales.

La narine droite était moins malade ; les élevures n'existaient que dans la partie inférieure et moyenne de la cloison ;
et à la partie inférieure du cornet inférieur ; les sinus étaient
vides ; la muqueuse couverte de mucosité.

Ces élevures étaient d'un blanc un peu jaunâtre, mais très-
pâles ; elles avaient leur siége dans les parties les plus superficielles de la muqueuse, sur laquelle elles faisaient une saillie
plus ou moins forte. Leur substance était ferme, paraissait
d'abord homogène, de la même densité partout ; elle était
unie intimement avec les tissus voisins, dont on ne pouvait
la séparer qu'en employant avec force un scalpel. Leur substance, vue à la loupe, était granuleuse ; la trame formait
les saillies, comme dans les productions analogues des
ganglions. Deux jours après la mort, les masses qui se
trouvaient les plus agglomérées, celles de la partie inférieure
de la narine gauche, par exemple, s'étaient ramollies et se
réduisaient facilement en putrilage à leur partie moyenne.

— 48 —

Dans plusieurs de ces élevures qui étaient sur les parties
moyennes de la cloison et des cornets, et disposées en long,
on pouvait alors distinguer qu'une substance ramollie était
contenue dans des vaisseaux dont les parois seules avaient
résisté à un commencement de putréfaction. Ces vaisseaux
pouvaient même être suivis au delà du dépôt ; la putréfaction
avait favorisé leur dissection. Les vaisseaux sanguins contenaient du sang liquide très-foncé en couleur.

Le larynx et *la trachée* n'étaient pas malades.

Les poumons étaient d'un rouge foncé, surtout le poumon
gauche.

Ce dernier poumon était parsemé à la surface, au bord
dorsal notamment, d'une grande quantité de petites taches
blanches lenticulaires, correspondant à de petites éminences
peu saillantes ; elles étaient entourées d'une auréole d'un
rouge foncé. Dans quelques points on ne voyait que des
taches de cette dernière nuance. Quand on passait le doigt à
la surface du tissu pulmonaire, on s'apercevait facilement que
ces taches blanches correspondaient à autant de petites tumeurs
qui avaient leur siége dans le tissu pulmonaire. Les taches
blanches étaient plus nombreuses dans le poumon gauche,
et les taches rouges l'étaient davantage dans le poumon droit.

Le tissu pulmonaire divisé, on voyait qu'il était farci de
petites masses du volume d'un grain de plomb à un gros pois,
toutes assez irrégulièrement arrondies, formées d'une substance presque homogène, d'un blanc un peu jaune, s'écra-
sant facilement par la pression. Leur coupe était grenue,
sèche, comme celle des masses trouvées dans la muqueuse
nasale. Elles étaient toutes entourées de tissu pulmonaire
d'un rouge foncé, dont la teinte s'affaiblissait en s'éloignant
de la petite tumeur centrale. Il n'y avait que les tumeurs pla-
cées immédiatement au-dessous des plèvres qui n'étaient pas
entourées dans toute leur étendue par l'auréole rouge ci-
dessus indiquée ; mais cette auréole ne leur manquait pas dans
la partie qui correspondait au tissu du poumon. Pas une
de ces petites masses blanches n'était ramollie, ni enkystée.
Les portions de poumons d'une nuance rouge foncée qui
entouraient les masses blanches étaient faciles à déprimer ;
elles étaient encore crépitantes ; elles adhéraient intimement
aux tumeurs blanches. Les taches qui étaient seulement

rouges dans toute leur étendue n'étaient pas saillantes à la
surface des plèvres; elles correspondaient à des portions de
poumons qui formaient des masses demi-sphériques, comme
les taches blanches que l'on voyait sur les plèvres correspondaient aussi à de petites tumeurs blanches demi-sphériques. Dans l'épaisseur du tissu pulmonaire, des masses arrondies (non moins irrégulièrement sphériques que les
masses blanches), du volume de grains de plomb, d'une
teinte d'un rouge foncé, étaient disséminées en grand nombre à la partie postérieure du poumon droit. Elles avaient
la consistance du tissu rouge foncé qui entourait les petites
masses blanches; elles se déprimaient facilement sous le
doigt; il ne leur manquait, pour ressembler au premier tissu,
que le point blanc central. Il est probable que c'était ainsi
qu'avaient commencé les petites tumeurs composées ci-dessus
décrites. Ce n'était que du tissu pulmonaire ecchymosé.

Les portions du tissu pulmonaire qui n'étaient le siége ni
des masses blanches auréolées, ni des points rouges, étaient
crépitantes; il était seulement un peu plus coloré que dans
l'état normal, surtout dans le poumon gauche. Il surnageait
sur l'eau, comme le tissu pulmonaire sain.

Les ganglions lymphatiques bronchiques étaient volumineux et rouges.

Le cœur contenait peu de sang; il y en avait une égale
quantité dans chaque ventricule et dans chaque oreillette. Il
était presque liquide, d'une nuance très-foncée. Il en était,
du reste, ainsi de toute la masse du sang qui a pu être ob-
servée dans les principaux vaisseaux. Ce sang avait teint la
membrane interne des vaisseaux; il n'y avait pas de diffé-
rence marquée entre le sang artériel et le san gveineux.

Le tube intestinal ne présentait point de lésion apparente.
Le foie non plus.

La rate, qui était engorgée, offrait dans quelques points de
ses régions superficielles de petites masses blanches en tout
semblables à celles des poumons; elles étaient, comme dans
ces derniers organes, entourées d'une auréole d'un rouge
plus foncé que la nuance de la rate.

Il y a dans ce fait la preuve d'une influence bien pernicieuse
d'un liquide purulent pris sur un homme et inoculé à un
cheval. Cette influence a été telle, qu'elle a été suivie de la

mort après dix jours. On ne peut raisonnablement expliquer un pareil effet qu'en l'attribuant à une propriété particulière, extraordinaire du liquide inoculé ; et comme ce liquide a été pris sur un homme qui a eu successivement des abcès multiples sur plusieurs régions du corps après s'être blessé en ouvrant un cheval morveux, on doit conclure tout naturellement que ce liquide était farcineux. On est d'autant plus fondé à déduire cette conclusion, que l'animal inoculé a présenté tous les symptômes de la morve pendant la vie, et toutes les lésions caractéristiques de cette maladie après sa mort. D'ailleurs, si les lésions observées avaient été tout simplement le résultat de l'inoculation d'une matière purulente non virulente, elles auraient été limitées, peu étendues, comme cela arrive ordinairement quand on inocule de ces sortes de matières. Les poumons et la rate, par exemple, n'auraient pas été altérés, l'animal ne serait pas mort. J'ai inoculé depuis du pus flegmoneux d'homme, et jamais les effets n'ont été funestes.

Ce sujet d'expérience m'a donné l'occasion de faire une remarque du plus grand intérêt relativement à l'histoire des lésions désignées sous le nom générique de tubercule.

Ainsi que je l'ai dit page 41, il est démontré par ce fait remarquable que des lésions regardées jusqu'à présent comme tuberculeuses, et par conséquent comme d'ancienne formation, peuvent se développer dans l'espace de dix jours au plus ; car l'animal était trop jeune (6 mois) et d'une trop bonne santé pour qu'on puisse supposer que l'affection dite tuberculeuse des poumons et des ganglions était antérieure à l'inoculation qui a été infailliblement la cause du développement de ces productions pathologiques.

CINQUIÈME EXPÉRIENCE.

Liquide morveux et farcineux provenant de **DEVINQUE,** *inoculé à une ânesse.*

Le 31 janvier, à trois heures et demie du soir, j'inoculai en présence de M. Becquerel, interne de M. Andral, une ânesse

de six mois, en bonne santé, avec du liquide morveux et farcineux pris sur le nommé Devinque (1).

1° Du pus provenant d'un abcès de la jambe gauche, et
recueilli le 30 janvier, à dix heures et demie du matin, par
M. Becquerel, fut appliqué sur la membrane nasale des deux
narines et sur les conjonctives, à l'aide d'un tampon d'é-
toupes.

2° Du pus pris dans des pustules de la face, et recueilli le
même jour et à la même heure que le précédent, fut inoculé
par trois piqûres à la lèvre supérieure à droite, et sur les
bords de la vulve du côté droit.

3° Du liquide nasal, recueilli le 31 janvier, à neuf heures
du matin, fut inoculé de la même manière que le pus
des pustules et sur des régions semblables, mais du côté
opposé.

Le 1er février, léger gonflement au pourtour des piqûres,
et tuméfaction des ganglions lymphatiques intermaxillaires.
Point de symptômes généraux.

Le 2, aggravation de ces symptômes. Rougeur des conjonctives et de la membrane nasale.

Le 3, nouvelle aggravation des mêmes symptômes. Il coulait par les narines du mucus très-épais, non purulent. Le
bord des paupières chassieux.

Le 4, l'ânesse ne mangeait plus aussi bien que les jours
précédents; le pouls était vite, la respiration agitée, le poil
terne. L'animal se couchait souvent. Il coulait par les deux
narines un liquide blanc, opaque, mucoso-purulent, adhérant aux naseaux. Les ganglions intermaxillaires gauches
étaient plus volumineux que ceux du côté droit. Toute la
lèvre supérieure et les bords de la vulve étaient tuméfiés,
chauds. Il suintait des piqûres un liquide séreux.

Le 5, l'ânesse refusa les aliments solides. Frissons. La respiration nasale difficile. L'animal restait presque toujours
couché.

(1) Devinque était un cocher qui avait fréquenté souvent une écurie
dans laquelle il y avait des chevaux morveux. Il mourut de la morve
farcineuse aiguë dans le service de M. Andral, à l'hôpital de la Charité.
Le liquide inoculé fut pris sur le malade la veille de sa mort. (Voir *Ga-
zette médicale,* 16 février 1836.)

Le 6, point de fourrage. L'animal but de l'eau blanchie avec de la farine d'orge ; il mangea un peu de son *frisé*. Liquide jeté par les deux narines, purulent et très-abondant. Piqûres recouvertes d'une croûte ; elles étaient ulcérées. Au-dessous de la piqûre inférieure droite de la vulve, il existait une tumeur allongée, très-douloureuse, qui suivait la direction des vaisseaux de la face interne de la cuisse. La fièvre continuait.

Le 7, plaies ulcérées des piqûres plus larges, à bords irréguliers. La fièvre très-intense. L'ânesse chancelait quand on voulait la faire déplacer ; elle était presque toujours couchée ; elle se relevait avec beaucoup de peine ; elle ne mangeait qu'un peu de son frisé.

Le 8, l'animal était moins abattu ; il se levait moins difficilement. La lèvre supérieure était bosselée à sa surface. Quelques-unes des bosselures étaient dures ; d'autres étaient fluctuantes. Il jetait toujours beaucoup par les deux narines. Piqûres ulcérées, plus étendues.

Le 9, l'apparence du mieux de la veille avait disparu ; l'ânesse était presque toujours couchée. Elle chancelait quand elle était relevée. Respiration pénible, naseaux dilatés ; mouvements respiratoires, vites ; flancs relevés ; pouls vite et petit. Jetage très-abondant ; ganglions intermaxillaires des deux côtés fortement tuméfiés. A la face interne de chaque cuisse une tumeur allongée très-douloureuse.

Le 10, respiration très-pénible. Plusieurs des petites tumeurs de la lèvre supérieure à droite étaient abcédées ; le liquide qu'elles contenaient était granuleux, jaunâtre, mélangé à un autre liquide filant. L'ânesse ne se releva plus depuis deux heures après-midi.

Le 11, respiration très-bruyante ; jetage très-abondant et spumeux. Air expiré fétide. Pouls intermittent. De nombreuses ulcérations sur les lèvres et la joue droite ; à côté, de petites tumeurs molles, luisantes à leur sommet.

L'animal est mort à six heures du soir.

Le 13, il a été ouvert à une heure après midi, en présence de M. Bouley jeune, quarante-trois heures après la mort.

Le cadavre était resté étendu sur le côté gauche depuis la mort. Abdomen météorisé ; naseaux remplis par un liquide purulent, spumeux.

De très-larges ulcérations à bords découpés et à fond rugueux remplissaient les piqûres de la lèvre et de la vulve. A côté de ces ulcérations des lèvres s'en trouvaient d'autres, plus petites, dont les unes correspondaient à des foyers purulents sous-cutanés remplis d'une substance jaunâtre, molle, grumeleuse. Les principaux vaisseaux lymphatiques glosso-faciaux contenaient une matière coagulée jaune. Dans quelques points, cette matière était ramollie, et le vaisseau lymphatique était détruit dans une partie de sa circonférence. Il s'était ainsi formé plusieurs petits foyers purulents (boutons de farcin) dont quelques-uns s'étaient ouverts à la surface de la peau. Le tissu cellulaire sous-cutané de la lèvre supérieure, des lèvres de la vulve et de la face interne des cuisses était infiltré de sérosité légèrement citrine. Les capillaires sanguins étaient injectés.

Les ganglions lymphatiques intermaxillaires et inguinaux étaient fortement tuméfiés, mous, d'un blanc très-légèrement rosé. Quelques lobules des premiers offraient de petits points jaunâtres, du volume de la tête d'une petite épingle, ils contenaient à leur centre un petit dépôt libre.

La membrane muqueuse des fosses nasales était couverte du mucus purulent ; elle était ulcérée dans un grand nombre de points, notamment à la partie inférieure. Dans d'autres régions on voyait des élevures plus ou moins saillantes, généralement ovales. Les plus développées étaient blanches et ramollies à leur centre ; leur base était entourée ou d'une auréole rosée ou d'une nuance grise. D'autres, également blanches à leur sommet, étaient dures, un cercle rouge entourait leur base ; d'autres enfin, les plus petites, étaient rouges dans toute leur étendue ; mais quand on les divisait avec le scalpel, on trouvait à leur centre un point blanc formé d'une substance solide infiltrée. Ces élevures étaient isolées ou groupées ; elles existaient surtout dans les régions supérieures des fosses nasales, sur les cornets et sur la cloison.

Les ulcérations étaient isolées ou disposées en plaques irrégulières dont quelques-unes étaient très-étendues, de 1 pouce à 1 pouce 1/2.

Le bord de chaque ulcération était très-inégal et formait une saillie. Il était facile de distinguer que les plaques n'étaient formées que par une multitude de petites ulcérations réunies. Sur ces plaques on trouvait des débris de la membrane muqueuse, et des vestiges de la substance qui concourait à former les élevures qui infailliblement avaient précédé les ulcérations. Le fond des ulcérations, mis à nu par le lavage, était d'un rouge violacé.

La membrane muqueuse nasale était généralement tuméfiée. Dans la narine gauche elle était livide, verdâtre dans quelques points. Cette nuance se propageait à la membrane muqueuse du larynx et à celle de la trachée ; elle n'était due qu'à un commencement de putréfaction. (L'autopsie avait eu lieu quarante-trois heures après la mort.)

Les poumons étaient mous, souples ; je n'y ai trouvé que de très-petites et de très-rares ecchymoses. Le poumon gauche contenait plus de sang que le droit ; il était par conséquent plus rouge et plus lourd ; mais cet état ne doit être attribué qu'à une lésion cadavérique. (Le cadavre était resté quarante-trois heures sur le côté gauche.)

Les organes de la circulation sanguine n'ont pas paru malades.

Le sang avait teint fortement la membrane interne des cavités du cœur et des gros vaisseaux. Il était infailliblement altéré pendant la vie.

La gravité des symptômes généraux, la mort qui ne peut être attribuée aux lésions des narines, la promptitude avec laquelle le cadavre s'est putréfié, le prouvent assez.

La langue était tuméfiée, surtout à la bas. A la face supérieure de cette région, en avant et en arrière du voile du palais, existaient des élevures blanches, arrondies, dont quelques-unes avaient le volume de la moitié d'une graine de vesce cultivée, les unes contenant un liquide purulent, les autres solides ; pas une n'était ulcérée. L'épithélium qui les entourait, et qui est très-épais dans cette région, était d'un gris sale.

Le foie, la rate étaient volumineux.

Les autres organes de la digestion n'ont offert aucune trace de lésion appréciable.

Il résulte de ce fait que le liquide morveux et farcineux de l'homme appliqué sur la membrane muqueuse nasale, et inoculé à la peau d'une ânesse, a déterminé la morve et le farcin.

SIXIÈME EXPÉRIENCE.

Une expérience qui a été faite à l'école d'Alfort n'était pas encore publiée lorsque j'ai livré mon Mémoire à l'impression ; mais les résultats en étaient connus.

Un homme qui avait couché dans une écurie où se trouvait un cheval atteint de morve chronique, devint morveux. Il fut conduit à l'Hôtel-Dieu, dans le service confié à M. Nonat.

Du liquide pris dans un abcès de cet homme fut inoculé à un cheval qui mourut avec tous les symptômes de la morve quatorze jours après l'inoculation.

Du liquide qui coulait d'une narine du même malade fut inoculé sur un autre cheval qui, aujourd'hui 24 mars 1839, un mois à peu près après l'inoculation, ne présente encore que des symptômes de farcin.

Je ne reproduirai pas ici les inoculations accidentelles de la morve et du farcin du cheval à l'homme. La plupart des faits connus, et ils ne sont malheureusement pas très-rares aujourd'hui, ont été relatés dans un Mémoire publié par M. Rayer. (*De la Morve et du farcin chez l'homme*. 1837.)

Tous les cas de morve et de farcin observés chez l'homme paraissent être jusqu'à présent le résultat de la contagion ; car tous les hommes morveux ou farcineux dont on connaît l'histoire, ont eu des rapports plus ou moins intimes avec des chevaux morveux ou farcineux.

Je conclurai donc, d'après tout ce qui vient d'être dit, que la morve et le farcin du cheval peuvent se transmettre de l'homme au cheval et à l'âne par voie d'inoculation.

CHAPITRE DEUXIÈME.

—

INOCULATION D'HUMEURS MORBIDES DIVERSES, NON MORVEUSES,
PRISES SUR L'HOMME ET SUR LE CHEVAL.

Je ne me propose point de rappeler ici toutes les expériences qui ont été faites avec des humeurs morbides. Il me suffira de dire que jamais on n'a produit ni la morve, ni le farcin avec des liquides animaux qui n'étaient ni morveux, ni farcineux.

On a produit le *charbon* en inoculant le charbon; la *rage* avec le virus rabique; le *typhus* des bêtes à cornes avec du liquide provenant d'animaux atteints de typhus. Des substances animales en putréfaction ont fréquemment déterminé des *angéiolcucites* graves et souvent mortelles, *sans symptômes de morve*. MM. Dupuy et Barthélemy n'ont point produit la morve en inoculant la pustule maligne et les autres formes de charbon. M. Dupuy n'a pas produit la morve en inoculant d'autres matières morbides non morveuses qui ont causé une mort plus ou moins prompte en provoquant la gangrène et certains symptômes typhoïdes.

L'inoculation de matière purulente de diverse nature n'a quelquefois été suivie d'aucun accident.

§ I. — Inoculation au cheval d'humeurs morbides de diverse nature prises sur l'homme.

PREMIÈRE EXPÉRIENCE.

Cheval inoculé avec du pus provenant d'un homme atteint d'un érysipèle flegmoneux.

Le 1er décembre 1838, un cheval entier de 15 à 16 ans, bai-brun, de petite taille, maigre, ruiné, mangeant encore assez bien, atteint de diarrhée, fut inoculé :

1º Par deux piqûres faites de chaque côté de la lèvre supérieure ;

2º Par deux piqûres au périnée.

Les deux narines furent barbouillées avec le même pus qui
avait été recueilli le jour même à l'hôpital de la Charité.

Ce pus était blanc, opaque et sali par quelques stries san-
guines.

Les 2, 3 et 4, le pourtour des piqûres se tuméfia à peine. Le
cinquième jour les plaies étaient complétement fermées.

Le 12, le cheval, quoique mangeant bien, *se vidait* telle-
ment, qu'il n'avait plus la force de se tenir debout. Il fut en-
voyé à l'équarrisseur.

Je n'ai trouvé, à l'autopsie, aucune lésion que l'on pût at-
tribuer à l'inoculation.

DEUXIÈME EXPÉRIENCE.

*Cheval inoculé avec du pus provenant d'un homme qui avait été
atteint de fièvre typhoïde.*

L'homme était dans le service de M. Rayer, à la Charité.
Au moment où le pus a été recueilli, il existait un abcès large
et profond au mollet droit, plusieurs abcès à l'avant-bras du
même côté du corps, une excoriation suite d'une gangrène
superficielle au coude du bras gauche. Une fièvre typhoïde
dont il avait été atteint avait présenté les symptômes les plus
graves.

Ce pus provenait d'un des abcès. Je l'ai inoculé, le 12 décembre 1838, sur un cheval entier, de 10 ans, boiteux d'une
déviation de l'os du pied (croissant) :

1º Par quatre piqûres à la lèvre supérieure ;

2º Par quatre piqûres sur les parties latérales du périnée ;

3º En barbouillant la muqueuse des deux narines.

Jusqu'au 5 janvier 1839, le cheval n'a présenté aucun symptôme. Le pourtour des piqûres s'est à peine un peu tuméfié.

Il a été abattu le 5 janvier. Je n'ai trouvé, pour toutes lésions, que quelques granulations dans les poumons. Et l'on
sait que ces granulations se rencontrent dans presque tous les
vieux chevaux.

TROISIÈME EXPÉRIENCE.

Cheval inoculé avec du pus provenant d'un homme atteint de variole confluente.

Je dois à l'obligeance empressée de M. Bérard la possibilité que j'ai eue de recueillir ce pus dans un petit abcès sur la jambe d'un homme atteint de variole confluente à l'état de desquammation.

Le 15 décembre 1839, j'inoculai ce pus de la même manière que sur le précédent sujet (1) sur un cheval hongre, vieux, usé, maigre, mais mangeant encore très-bien, et très-irritable.

Le 31 décembre l'inoculation n'avait eu aucune suite.

Ce même jour, je renouvelai l'inoculation avec du pus provenant d'une pustule variolique au sixième jour d'éruption, et que m'avait procuré le docteur Parmentier, qui eut la complaisance de me l'apporter dès qu'il l'eut recueilli. Le pus fut inoculé immédiatement.

Le 8 janvier 1839 il n'y avait aucune trace de l'inoculation.

Aujourd'hui 22 février, le cheval vit encore. Il me sert à faire des expériences relatives à l'influence de la nourriture sur le sang.

QUATRIÈME EXPÉRIENCE.

Cheval inoculé avec du pus provenant d'un abcès superficiel de la jambe d'un homme qui, à la suite d'une forte contusion à la tête, avec fracture du crâne, eut des abcès multiples au-dessus de la nuque, à une paupière et à une jambe. (Hôpital Necker. Service de M. Bérard.)

Ce pus fut inoculé le 15 décembre 1839, à une jument vieille, maigre, atteinte d'une seime profonde. Après vingt jours, aucune lésion n'avait encore apparu.

---

(1) Toutes les inoculations que j'ai faites ont, du reste, été pratiquées de la même manière, afin d'être comparatives. Les liquides inoculés l'ont été toujours peu de temps après qu'ils ont été recueillis, une heure le plus ordinairement.

CINQUIÈME EXPÉRIENCE.

Cheval inoculé avec du pus de chancres récents et du pus de bubons syphilitiques.

M. Cullerier, à qui je dois tant de remercîments, eut l'obligeance de recueillir lui-même, sur des vénériens de son service, du pus de chancres récents et du pus de bubons. Il me l'envoya dans des tubes bouchés avec du liége.

Le 29 décembre 1838, j'inoculai ces deux sortes de pus sur un cheval très-vieux, fortement bouleté du bipède postérieur, mais encore en assez bon état :

1º Le pus de chancre par deux piqûres au côté droit de la lèvre supérieure, et par application dans la narine droite ;

2º Le pus de bubon par deux piqûres au côté gauche de la lèvre supérieure et par application dans la narine gauche.

Le 28 janvier 1839, le cheval fut abattu ; je ne rencontrai aucune apparence de lésion.

SIXIÈME EXPÉRIENCE.

Cheval inoculé avec de la matière cancéreuse provenant d'une femme.

Le 27 janvier 1839, j'inoculai cette matière que M. Rayer m'avait procurée, à un cheval entier de 10 ans, un peu maigre, boiteux, usé.

Le 15 mars, l'inoculation n'avait encore produit aucun effet apparent.

---

§ II. — Inoculation au cheval d'humeurs morbides de diverse nature prises sur le cheval.

PREMIÈRE EXPÉRIENCE.

Liquide sanieux sécrété par le pied d'un cheval atteint de crapaud, inoculé à un autre cheval.

Le 27 janvier, ce liquide fut inoculé immédiatement après avoir été recueilli.

Les trois jours qui suivirent l'inoculation, le pourtour des piqûres se tuméfia légèrement; mais l'inflammation fut bientôt éteinte. Aucun symptôme de lésion n'avait paru le 15 mars.

DEUXIÈME EXPÉRIENCE.

Liquide purulent, homogène, d'un blanc laiteux, pris dans les principaux lymphatiques de la face interne de la cuisse d'un cheval qui avait succombé à la suite d'une castration.

Ce liquide fut inoculé comme les liquides précédents; il ne produisit aucune lésion qui mérite d'être notéc. Les piqûres se tuméfièrent un peu, et au bout de quatre jours tout symptôme avait disparu.

TROISIÈME EXPÉRIENCE.

Cheval inoculé avec du pus pris dans une plaie fistuleuse avec carie du ligament cervical (mal de garot) (cheval).

Le 17 décembre, un cheval hongre, vieux et ruiné, maigre, fut inoculé.

La sécrétion de la membrane muqueuse fut augmentée; la membrane devint rouge le troisième jour de l'inoculation; les bords des piqûres se tuméfièrent. Tous ces symptômes se dissipèrent dès le huitième jour.

Le cheval fut sacrifié le 7 janvier.

A l'autopsie, je trouvai pour toutes lésions quelques granulations et quelques indurations blanches dans les poumons, dont l'un était presque entièrement atrophié.

QUATRIÈME EXPÉRIENCE.

Pus provenant d'une plaie fistuleuse avec carie du cartilage latéral de l'os du pied (javart cartilagineux).

Le 17 décembre, aussi, un cheval entier en bon état, ayant un jarret ankilosé, fut inoculé.

Comme chez le précédent cheval, le pourtour des piqûres se tuméfia un peu, la membrane muqueuse nasale rougit le troisième jour de l'inoculation ; elle revint bientôt à son état normal.

Le cheval vit encore (24 mars) ; il ne paraît pas malade.

CINQUIÈME EXPÉRIENCE.

Inoculation d'un liquide purulent recueilli dans les vaisseaux lymphatiques de la face interne de la cuisse d'un cheval mort à la suite d'une castration.

Un cheval nouvellement châtré, après avoir fait quatorze jours de marche par un temps froid et humide, fut atteint d'une inflammation vive du cordon testiculaire qui s'étendit dans l'abdomen et à la partie supérieure de la cuisse. Il mourut des suites de cette maladie ; une portion du cordon testiculaire avait été étranglée et était gangrenée. Dans le reste du cordon et dans le tissu cellulaire de la face interne de la cuisse, se trouvaient une infinité de petits abcès. Les principaux vaisseaux lymphatiques de la face interne de la cuisse contenaient un liquide purulent d'un blanc mat.

C'est ce liquide que j'inoculai le 1er mars à un cheval hongre atteint d'une fourbure chronique. L'inoculation fut suivie de symptômes locaux très-légers qui ne furent qu'éphémères.

C'est une chose bien digne de remarque que pas une de ces inoculations n'ait été suivie d'angeïoleucite. Les chevaux, du reste, sont peu sujets à ce genre de lésion qui est assez commun chez l'homme. J'entends parler, pour les chevaux, de l'angeïoleucite non spécifique, non morveuse ou farcineuse. Je n'ai guère observé d'angeïoleucite non farcineuse qu'à la suite de la castration, ou après l'introduction d'un séton, ou lorsqu'une inflammation très-vive se développait dans des tissus profonds, dans des tissus enveloppés par des aponévroses, surtout lorsque du pus n'était pas évacué assez promptement par une ouverture artificielle.

Dans tous ces cas, l'angeïoleucite était locale, elle ne s'étendait qu'aux vaisseaux et aux ganglions qui n'étaient pas très-éloignés du siége de la lésion qui en avait été la cause.

A la suite de l'inoculation des humeurs morbides étrangères à la morve et au farcin, quand la mort survient, ce n'est pas la lésion du système lymphatique qui la détermine, ce sont d'autres lésions beaucoup plus graves : des phlébites, des phlegmons terminés par gangrène, des infiltrations purulentes et séro-sanguinolentes, des épanchements sanguins avec séparation des éléments du sang, etc.

Ce n'est point ainsi que les choses se passent à la suite d'une angéioleucite farcineuse. Il n'est pas rare de voir à la fois les régions les plus éloignées du même individu être le siége des lésions farcineuses. Il y a réellement dans ce cas une *infection farcineuse* toute spéciale qui se produit par l'inoculation d'une *petite quantité* de liquide purulent pris sur un animal farcineux.

CONCLUSION GÉNÉRALE.

1° Le pus et le mucus provenant de chevaux ou d'hommes morveux ou farcineux, peuvent transmettre la morve ou le farcin par l'inoculation.

2° L'inoculation du pus ou d'autres matières ne provenant pas d'animaux morveux ou farcineux, ne produit ni la morve ni le farcin.

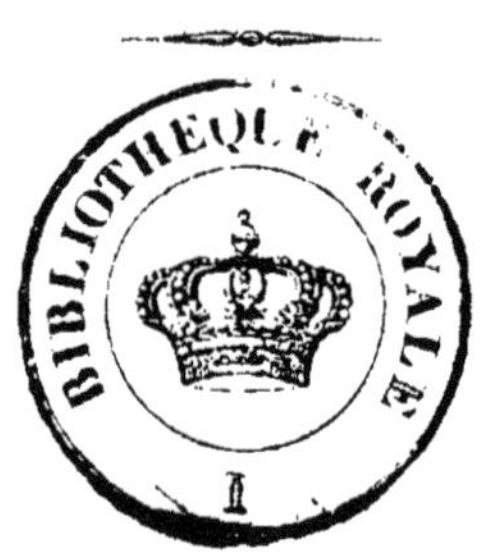

www.ingramcontent.com/pod-product-compliance
Ingram Content Group UK Ltd.
Pitfield, Milton Keynes, MK11 3LW, UK
UKHW022118170726
13837UKWH00003B/1250